LIGHT IN THE SHADOWS

LIGHT IN THE SHADOWS

A Life of Epilepsy

JAMES BAILEY

ISBN: 978-1-80227-014-3 (paperback)
ISBN: 978-1-80227-015-0 (eBook)

CONTENTS

Foreword   vii

Introduction   1

How it Began   3

Beginning primary school   11

Leaving Primary School and Settling into Secondary School   17

Feeling of a curse   19

Inside the mind of a bully: How you could avoid becoming a victim!   23

Insecurity and anxiety   27

Consequence of rejection   31

Adult life   35

Seeing unusual activity   45

Side effects of medication   53

Becoming the better version of yourself and fixing your vulnerabilities   61

Author Profile   65

Questions & Answers   66

A Sister's Perspective

I cannot, in a few words, describe 27 years of "being a sibling with an epileptic brother". This is hard, so hard to write; tears running down my face, the flashbacks, the pain. No words will ever help you understand how I feel/felt, but I hope this helps you. The physiological damage, the heartbreak and separation anxiety that I have suffered. This is nothing to what he goes through, yet it still has massive implications on those close by.

Imagine being a toddler having a new-born baby brother appear, having cuddles and playing until he is about 18 months old. Later, you don't see your best friend anymore; he disappears, with your mum and your dad. Dad is juggling you, his wife and son and work! Imagine you, a little 3-year-old at the time, being passed around from close family members to neighbours while your parents try to help stabilise and get a diagnosis for your tiny brother, that part of You, your sibling who you love and want to play with and grow old with from the second they are born. Your father works, your mum is with your brother. The separation anxiety and feeling of rejection because you are too young to understand what's going on. It doesn't go away. I don't have the relationship I want with my mum and never will; it's just that time in life that was missed.

It made me grow up too fast, made me too mature, scared and needy. What 8-9-year-olds do you know who can make Shepherd's pie (with help)?

The fear of rejection from a parent, the fears of hospitals and doctors from seeing how things are done, and the panic. I cannot go into a hospital, dentist, or doctor's surgery alone without flashbacks and fears. Seeing the panic in doctors and nurses, all the equipment, but being too young to know why and what it's all about.

From a young age, I knew my role, from being at home to school, knowing what you have to do and when. 999 wasn't always enough. Go knock next door, unlock the car, open the doors, lock the front door. Run ahead to the children's ward and press the door button. All these things I knew from a young age.

Occasionally, I'd remember the little purse I hid my coins in it to get sweets out the vending machine while he was assessed in hospital. The rush was so much sometimes that I could be gone for half an hour before it was noticed. Wonder if I submit my expenses bill now if they will reimburse me for using my pocket money?

Trying to remember the highs of the lows but being the sister I am, I make the most of it. The nicknames he has; Hulk, Captain, Mr Rogers, he was my superhero, but every name has a different meaning to us than what they mean to others. The inner strength I show to hide my fear and emotion isn't something I can use day after day, it's an adrenaline that kicks in when he goes weak. He goes weak but in Hulk mode, and I go into my superhero zone to put up a tough shell, knowing I'll break when I can.

But for me, it's about being the face and voice he sees and hears when he comes back from hospital or out of a seizure. I say to him, "3,2,1, back in the room"; for those who know that's from Little Britain. It's about the time and the place. Crack a joke, be silly, make them smile. My goodness, the things I've done to make him smile, getting eaten by his toys, pretending the bed's a robot, pretending the oxygen machine changes my voice. Getting in bed with him just to let him feel safe and sound, cosy and so he would sleep. Knowing if Hulk comes during a seizure, I will probably get broken. Usually, I do; I am surprised he hasn't broken every part of me.

But he is my brother, and as long as I have my brother, I'll always have a best friend.

Life goes on; months and years pass, and he has good times and bad which affect us all. At 8 years old, knowing how to deal with and help my brother for the times we are together, at school, when we had to live with it out of hospital when Mum or Dad wasn't about, it was in me to be with him. At school, diazepam in the reception's office, me being pulled out of class when he is having them. On the floor, any area to be, that face and voice he hears, knowing what to do and when, shouting at people, "leave him; don't move him; protect him." Yet he only knows his sister as a source of trust and security; someone who he knows he is safe with. So, I'm at school, always and forever his guard. He may be bigger and stronger than me now, but I've always got "Hulk's" back. Through school, it was always hard; he got bullied. Primary school wasn't so bad, it was more being there for him when "Hulk" mode came. Keep Hulk calm to bring him round slowly.

The funniest thing with my brother is he will chat about food or something, have a full-blown seizure and come round saying, "where's my yoghurt?" or carry on his conversation! Whatever it may be, he is very loving and affectionate towards me after, or when he's drugged up. Nice, to be honest, because it's the only time he shows it; just sad it's when he is high. A song that we always sing or hum is "Afroman – Because I Got High". It's me on adrenaline and him on whatever they pump him up with.

In school life, his struggles were more about him and his self-frustration from being so far behind. His medication slowed him down; his writing, his reading, he would just hate it and get frustrated. We get older, his hormones change, schools change. But I remember being at big school, secondary school. I'd been there a few years and he joined. Little bro in his oversized blazer, tie as long as his shirt, all smart. Rucksack full of all his new kit which we all know we never need! I knew my life was about to get tough again having my own school life and having to look after and be there for him. Kids are nasty! Teachers don't care so it's siblings who protect. Walking around, the nasty kids used to push him around, call him names, copy his seizures. Luckily, whilst I was there, I had his back, to beat those kids up. I'm not a rough or nasty person, but you upset or hurt my brother, I'll beat your butt.

To keep him safe, he was part of my friendship group. My best mate had my back so I had no worries about having his. We spent time helping build his strength and protecting him, hanging out in our form room which was a science lab, using our prefect badges to get our food first and without queueing. They had my back so I could have mine and my brother's back. There were times I got called out of class. The big seizures came when his hormones changed reaching his teens. But I was there. English GCSE exams, getting called out by my teacher thinking thanks bro, perfect timing; he knows I hate exams. I get down to see them trying to move him into this medical room. I shouted, "STOP! What are you doing? Get out." Knowing him, and him knowing I'm there, I kept him safe, talking to him and just following his every move, holding my tears and showing my superpower strength. Mum's always said I'm too vocal, say too much, but the reason for this is protection, to be heard; people never listen. Every time we have been in and out of hospital whether it's been me taking him in or them, people don't listen. Know your sibling, trust your instinct and protect at all cost.

Even though my brother is taller than me, stronger and more muscular, he will always be my little brother. I never call him by his name. His nicknames are Fatboy, Hulk, Rogers, all of which, to us, have other meanings. But no matter what, no one knows you/your siblings like you do and no one can tell you how stuff like this affects the siblings. I am the strongest person on the outside and hold back the emotions, but when I see help and the cavalry arriving in terms of the parents, I am like a melt-in-the-middle pudding; the tears come out and don't stop.

Nothing I write will ever be enough, never cover everything, not even close. You have to make the most of the negative situations and replace every negative thought with a positive outcome. Some examples of how to be the "mood breaker" – keep talking; keep trying to be the sparkle of their eye.

Here's a few things that come to mind from some of our times.

Games from bed
Truth or Dare
Never, ever, have I ever! Great game.
Would you rather! Cracker of a game.

Feed yourself too!

When they aren't hungry, eat their food, don't waste it!

Cheesy Chips! Best thing served in hospital canteens. Always got my brother to eat these. "I'm not hungry. . . ." Always brought two portions knowing he would eat 1½ portions as who would have thought seizures make you hungry?

Smile and be a brave face, no matter what the cost . . .

When they are sad, make them smile. Who cares how, because nothing can be worse than being sad! Do silly things to make them smile. The things I've done over the years!

Take the highs from the lows and always listen to the positives, not the negative. For every negative scenario, put a positive spin on it and make it a goal.

Keep strong! Keep focused and never give up!

Love you always,

Sissy

✗

Introduction

This book is about the challenges an individual can face when it comes to ill health, bullying, life-changing conditions, challenging times and how to overcome them.

This follows my journey suffering from severe chronic epilepsy from the age of 2, losing the use of the right side of my body, having over 100 seizures per day, having multiple types at a single time and the top medical professionals not knowing what to do with me when I wasn't responding to any of the treatments or medication. None of them had seen a case like me before. I went through the perils of being treated different, isolated by society, going through years of bullying including cyber, suffering from anxiety and deep depression which can come with it, especially when we live in a world full of hate, rejection and limitations. This is my story of how I overcame it and became the person I am today.

Inside here are a few things you will read about:

- 26 years of first-hand experience of Chronic Epilepsy.
- Experienced epilepsy as a toddler, child, teenager and adult.
- The effects these events have on you later in life, such as learning and job prospects.
- How I overcome my insecurities, depression and anxiety.
- What it feels like and how I overcome bullying; physical, verbal, social and cyber-bullying.
- The lasting effects this can have on the siblings.
- How my parents helped me through it and what they have done to support me.

How it Began

I started having epileptic seizures at the age of two and have experienced seizures throughout my whole life, both generalized and focal. More importantly, I have experienced this as a toddler, child, teenager, and adult and as horrible as all of this was, I now look at this condition as a blessing.

It has given me first-hand experience of how it feels emotionally and physically, and all of the limitations that come with this and many other conditions. More importantly, I can put this on paper so it helps all those that can't explain what they're going through and what you can do to help. Whether you're a parent, sibling, friends, teacher or medical professional, I believe everyone can learn something from this.

At the age of two, I suffered a nasty blow to the head which occurred when I was outside and within the next two weeks, I was about to find out what my life would become.

Within two weeks of that blow to my head, I started to have the first of many seizures and was diagnosed with severe chronic epilepsy. I began by looking like I was picking something up from the floor then later developed with me going into a Superman pose. It always looked as if my hands were going towards my collar bone.

They then became a lot more frequent and I was having many seizures, every 10 minutes, which occurred in clusters. Not long later, I was diagnosed with chronic epilepsy. I was placed on several anti-convulsion drugs and had lots of hospital stays.

However, none of these seemed to be having an effect either on stopping or slowing the frequency, even after many tests. I was moved from Colchester Hospital to Addenbrookes Hospital, which was the place for neurology, and was placed under the care of the regional Head Neurologist.

At the time, my parents were told that there was nothing more they could do for me as every treatment they tried or introduced to me wasn't working. By this point, I had lost the complete use of the right side of my body. My brain stopped sending signals to the right side of my body; it was like my brain forgot it had that side.

Despite all of this, they were always shocked by my rapid recovery.

By some miracle, I was placed on Lamictal Lamotrigine which was an adult-only medication at the time. Also added was Tegretol which, taken together, bridged bringing me under control. Then they slowly weaned me off Tegretol and increased the Lamotrigine to a higher dose. In the end, they had me on a much higher dose than was recommended for someone of my age and size. By the age of 7, I was on 325mg Lamotrigine twice daily.

The emotions experienced at different age cycles

I remember exactly how I felt as a child, teenager and as an adult during the seizures, the aftereffects and everything in between. Sadly, it is these memories that stay with you!

The toddler side is naturally a little fuzzy because of how young I was, however, after going through my extensive medical notes, having discussions with my parents and my siblings and talking to professionals, I have a clear picture.

Believe it or not, the feelings and emotions don't change much whether you're a child, a teenager or an adult. The only thing that really changes is your life experience and vocabulary. You see, as the years pass, you begin to learn and understand all of these different feelings, emotions, sensations and what they mean.

The emotions and feelings as a toddler are sadness, fear, ache and, I suppose, pain. I know mine was as with the sheer volume of seizures, my body and brain had no time to recover. It was more pain in the head and achiness of the body.

As a child, I had all of the above, however, I started to become angry, frustrated embarrassed and lonely; this isn't in the sense I had no one around me, family, etc., but more so because it was just me going through it.

I did, however, go past the point of just fear. I was terrified by my hallucinations and I was full of envy/jealousy of other children because, as far as I was concerned, they were normal and I was broken.

As a teenager, I felt all of the above but even more embarrassed, heartbroken and soul-destroyed, sad, isolated, angry, rejected, anxious, and afraid.

As an adult, you feel all of the above yet with a lot more insecurities and stresses of life, like the thoughts of having a relapse with epilepsy. Would I need to provide for a family and have a mortgage to pay for? Wondering if you will ever be able to have kids for safety reasons? What if my epilepsy can no longer be controlled? What impact is it going to have on my day-to-day life?

The pain of witnessing chronic epilepsy and other conditions, particularly as a parent

Imagine the natural parent's response when told that your child will never have much of a future, the right side of his body will stay dormant, he will continue to have his regular daily seizures, no, he will not lead a normal life and sadly, he will not be able to do or enjoy the things other children can do!

The only thing we could do was never give up and get a second opinion, as the mere thought of being told this by all these medical professionals – there is nothing more we can do for your son – meant we had nowhere to turn to. At that point we didn't have Facebook groups etc. It is soul-destroying knowing that, as a parent, there is nothing you can do. "I can't begin to describe how it felt; it was like a part of me died inside. I was heart-broken and I felt useless. It is like the dice had been rolled. Our son was having to wear a helmet for protection.

After going through so much trying to work out what the triggers were, we had to keep him awake past the point of exhaustion, recording the episodes and taking videos, which was one of the hardest things to do. We had to keep 24-hour observations on him making a note of every episode; how long? What moved? Was it jerking, dribbling, urinating or frothing at the mouth? Were his limbs going stiff, relaxed, jerking? We also had to restrict our child's movement while the medical team carried out procedures, scans etc. I cannot describe the feeling nor put it into words how I felt. There isn't a way to describe it."

Word of advice; this is what helped me.

It is awful going through it but seeing it is equally unpleasant as the worst feeling is being hopeless as a parent. All you can do is trust the professionals and know that if there was any way you could take this burden or pain/discomfort, you would.

It is very taxing, not to mention incredibly difficult and the best thing you can do is support. Now, you are most probably thinking that's obvious, however, what you may not realise is that doing this when you are having an episode is like winning the lottery; it is the best thing you can do. So, use a calming voice and physical touch (This is not restrict or restrain). I am talking touch the hand, stroking the forehead, etc.

All this helps whether the episodes are 5 seconds or five minutes. It is so helpful hearing and feeling the calming sound and soft touch if you black out. I use the term it's like there is light at the end of the tunnel.

Here is something to help you relate and understand how epilepsy seizures feel particularly out in public

When a toddler wets themselves, they giggle. No degree of embarrassment, however, they may cry every now and then due to the discomfort

When a child wets themselves there is a little embarrassment, upset and concern as to who saw but somehow, make a joke out of it.

Now, imagine as a teenager, you wet yourself in a public place; how would that make you feel? Especially now you have a moderate to high level of awareness as it is at this stage you start processing things like I usually have friends there, so now I'm thinking did my friends see? Who else saw? Will I get bullied? Am I okay? Why is this happening to me?

Now imagine this as an adult – you're out in public, you're paying for something, walking down the High Street or round at a friend's and suddenly, without warning, you wet yourself. How would you feel? Extremely embarrassed, upset, fear that there is something wrong with you, lack of confidence afterwards?

Now multiply that feeling by 100 then you're almost close!

Beginning primary school

The comparison

The great thing as a toddler is that you don't know any different at that stage of life but as you get older, beginning school, you start to compare yourself to others and that is where the issues and insecurities start.

It was at this point I realised that, although my epilepsy was under control, the large dose I was taking slowed my brain down a substantial amount to the point I just wasn't taking the information in at school and the way they were explaining it wasn't helping either.

As time went on, the distance between me, my friends and the fellow students just got further apart, so then those slight insecurities turned into me believing I was stupid.

Then, I started getting separated from my closest friends by other students picking on me,

singling me out by not letting me join in kiss chase, playing tag, football or even sitting at their table. I ate alone from that point on. Also, the teachers kept trying to take me to one side to give me extra learning time.

Unsettling times

It was at this point when I was 10, in primary school, that my epilepsy decided to strike with a vengeance. I was continually going back and forth to hospital in the years 1995-2003, with the longest gap between seizures being 1 month.

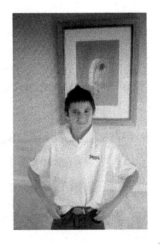

I then began to have this aura of a shadowy black character at the corner of my eye and a tingling pins and needles sensation near my collar bone, then, around 10 seconds later, I would have a seizure.

And unfortunately, my seizure and hallucinations appeared halfway through sports day. I was doing my running at the time so the whole school's eyes were on me.

I was already being bullied and when I started having my episodes on the playing field, in the hallways and classrooms, it became a lot worse. Other than the teachers, I had no one that would want to engage with me. Whatever little confidence I had left as a child, it was crushed.

When I came out of my seizures, I was terrified and very confused. Imagine being asleep then, all a sudden, waking up with 8 people around you and loads of kids staring at you. I felt like an animal at the zoo. All I would say is, "I want to go home".

This bullying turned into name-calling and they were the worst. I used to get called all sorts of names regarding my epilepsy. Some children even started mimicking what I was going through as I would be walking down the corridor. This was the loneliest that I had ever been.

What is even worse is that I was only 10, going on 11 years of age and my one true friend was a gerbil called Stuart, named after Stuart Little the movie; he was my best friend.

Due to my epilepsy, I was holding Stuart in my hand and as I was going into a seizure and my hand started to close, I remember thinking I might be crushing my little furry friend. Fortunately, he managed to crawl out of my hand in time but I can't describe the feeling apart from saying it felt awful.

Not much later, I was in hospital having more seizures than we cared to count. I was hallucinating simultaneously where this shadow character become my biggest and most traumatic nightmare. The sheer panic I felt meant I couldn't talk once I finished my seizures and hallucinations.

So, I felt completely isolated. I had no confidence, I was scared, I felt stupid, embarrassed and felt like a freak of nature. I felt like everything those bullies made me out to be.

But despite all of this, I still had the strength and courage to carry on, no matter what, because I had my mum by my side 24/7. I also had the rest of the family supporting me, and I fed off their strength. From that point, I said to myself, "Never give up and don't let the epilepsy get the better of you," because, at this point, my biggest weakness became my greatest strength.

There were a lot of down times throughout this experience. However, I was able to go into the games room and play Mario through memory, even if it was only for my allocated 30 minutes. I remember I was on the final level as my 30 minutes were up and I was about to complete the game.

Then, the Matron turned the game cube off; I was very upset.

I met this nice male nurse who spoke to me and treated me like a normal child, trying to encourage me to get into boxing.

Sadly, physical activity, particularly rugby, boxing, etc., was a big no as there was a serious risk of head injury. Sadly, this was one of many limitations that were to follow.

This time, it turned out that the trigger was my body going through changes (puberty) and getting bigger. Now, like a few medications, the dose is based on your weight, however, there was no way to work this out straight away.

As I was already exceeding the maximum amount for my age and size, it was a slow process, but with my positive attitude and the support of my family and the professionals, I managed to get through this.

Some **advice** on what you can do as a parent, sibling, friend, nurse, teacher etc., is to support us as mentioned earlier. This is one of the best things you can do and is not given its due credit as this gives not only strength but HOPE. I put this in capitals as this is the make or break.

The other thing which can help is doing any and everything to help us feel like a normal child, just as I have already explained how that male nurse helped me, and he did not even realise the impact it had on me.

- A separate note – I see it like this; a normal child dreams and thinks about being a superstar or a superhero, but the only thing I was dreaming of was being normal. You see, it changes your outlook on life.

You see, events like this stick with you. I remember, on my last day in hospital, it was syrup sponge which was my favourite. They kindly let me have it before leaving, then when I got home, I had a lovely shepherd's pie dished up for me. Sadly, this went to waste due to my taste buds having changed and I wasn't used to this food.

After leaving hospital, it was hard to adjust to life, slowly returning to school, getting used to that little independence you have as an 11-year-old which was difficult after being on 24-hour observation for longer than I can remember.

When returning to school, the only form of engagement I had was teachers and students that had to talk to me in class when partnered up, but usually, even that was embarrassing as my brain was even slower now. And no one wanted a partner like me.

Bed-wetting

What also didn't help was the fact I was still wetting the bed until 15 going on 16 years of age, which was also knocking my confidence and having me believe I was strange, to say the least.

So even if I ever had the chance to have a sleepover, I could not go. Now, why this occurred and was still happening could have been due to the stress and anxiety of being bullied, the high dose of medication I was on was putting me in such a deep sleep I was not noticing, or my bladder was very weak.

As it turned out, I was having seizures in the night as well.

The medication was the cause of me not waking up.

Sadly, this was confirmed as I got older and began to share my bed. I was often doing a lot of jerking movements and my right-side muscles kept contracting and spasming.

Leaving Primary School and Settling into Secondary School

What should be a Fresh Start

The placement I was given for secondary school meant I was separated from that one friend I was trying to stay in contact with, but who I kept getting separated from.

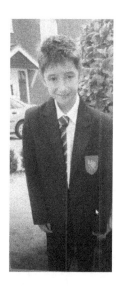

After primary school, we finally reconnected over the summer break, then we got separated and he went to a different secondary school. Sadly, all of the main antagonists I had in primary school followed me to my secondary school.

On the first day in secondary school, I already felt all eyes were on me and within two days, my year was well aware not only to avoid me but also, I was the school year's freak that shook and had special moments, as they would say when they were referring to my seizures.

Feeling of a curse

Even though I, as a person, had my epilepsy under control, it was still haunting me. I wanted desperately to fit in and just have friends. I thought I had it when the cool kids said to me if I wanted to be in their group, all I had to do was take the Year 11 football.

So, I did that and, surprisingly, they laughed at me. Now I had the Year 11's bullying me, for my year and every other year in between. It was cyber, verbal, physical, and social; they mimicked my episodes, called me names, took the mickey out of my physical appearance and spread lies to isolate me even more than I already was. They also worked on keeping others from engaging with me, throwing my stuff on the floor and chasing me – the list is endless.

What also didn't help was when I was 16 years old, my reading skills were that of a 9-year-old and my spelling was that of an 8-year-old's ability. Also, problems with my short-term memory did not help in this.

When I became a teenager, I was handed over from my paediatric neurologist to the adult neurologist. I was very nervous about this switch-over due to my history. I was happy to see my new neurologist who I hold in very high regard. He had read up on my notes and his words as I walked through the door were;

"Wow! I was not expecting you to walk through that door in such health. It's a miracle!"

My advice on how I dealt with this bullying

I had a couple of years of help from my sister who was my guardian at school. She helped physically with the seizures, but sadly, she was 2.5 years older and left as it was getting to the cyber-bullying stage.

But my advice would be to find a hobby. It can be anything, but something out of school, a sanctuary if you like; somewhere you can truly forget what is happening around you! Mine was playing Warhammer and I developed a real passion and understanding of the game.

Socialising meeting others mainly adults but a few kids around my age there was a man there called Andy who is the owner of the Warhammer shop really helped me and became my role model from the age of 12, which I needed badly. He accepted me, I started to learn maths, things like adding, subtracting and measurements. I was socialising for the first time and had a feeling of acceptance.

I was learning English. I knew the 90-page rule book like the back of my hand. I could quote, word for word, paragraphs out of thin air. I was known as the walking rule book; for once, I felt normal, I felt smart. I was accepted and it didn't matter how bad the rest of my life was, that game and Andy was my safe place.

Types of Bullying and my personal experience

The hardest bullying I had, if I needed to place it in order, was;

1. cyber-bullying. One of the many incidents I had was when I was in Year 9 and everyone was getting girlfriends or boyfriends. There was one student who saw the opportunity to embarrass me and take what little dignity I had and destroy it. He tricked me into thinking there was a girl on the outside who wanted to engage in sexual activities with me.

    I would spend time with him giving anything he needed in the hope for me to have this girlfriend and a little social acceptance. All she wanted was some pictures and videos she could enjoy. Then followed the blackmail, with other students seeing the material until this got taken to my headteacher, Mr Jeffery, who was the most supportive teacher hands down and helped resolve this.

2. Verbal Bullying – A few of the names I had were freak of nature, epileptic spaz, and retard. Groups of them would block my way lining up for class and then, squashing me in the corner, say, "Dumb fucking retard," and then start shaking in front of me.

3. Social Bullying – I already had this going on way before secondary school but they told everyone I was a freak and that I am weird and everyone should avoid me. I wasn't allowed to sit at other students' tables. I would often have to sit outside in the cold or outside my next class with my lunch. I would get ignored, or as I walked down the corridor, they would mimic my seizures and snigger under their breath. If anyone tried to speak to me, they would warn them off.

4. Physical Bullying – To name a few things I had done to me physically – a boy had older kids waiting outside the school gates for me threatening to jump me after school through the woods; I would be pinned up against the wall and threatened, pulled off my chair, pushed off my chair slapped across the back of the head, they would steal my rucksack and throw it on the floor. I was even threatened by a Year 11 that he was going to stab me. This is just a short list of some of the things that happened to me.

Inside the mind of a bully: How you could avoid becoming a victim!

A bully is usually an individual that looks to intimidate, isolate, make you feel as if you are a weaker person or wants to inflict physical harm upon you. Now, as I have become older and have had plenty of life experience with this personally and self-studied the psychology behind this and have occupied years in realistic self-defence and martial arts, I can look at it like this.

Usually, there are two options most used when it comes to parents and schools. Ignore them and walk away – sometimes this is sound advice, however, this can have a serious impact on mental health and can leave scars inside of the individual being bullied. The other advice usually given by family members is to hit the bully. The main issue with this is that as you are striking and using violence in a zero-tolerance environment, unfortunately, no matter the reasoning or circumstance in schools, you will usually be the one in trouble especially if you throw the first punch.

So, the main question is what am I supposed to do?

Work on becoming less of a target. Learn physical de-escalation techniques (the weak points on the body, body-language posture) to come across bigger and more confident. Become assertive – work on different tones in your voice and try to improve your wit or verbal comebacks. The one thing all of the above have in common is they all boost your confidence and make you less of a target/victim.

It is also of key importance to hold your ground, as when a bully is trying to pick a target, it usually comes down to who looks like the weakest person. If you run, then you are the target, but if you can hold your ground and show you are not easy or a pushover, then more often than not, it will deter them and lead them to look for someone else.

As, in this circumstance, the bully is using a predatory mindset, I am going to use a metaphor here to better explain this:

When a lion is choosing its prey, it usually is determined not only by the easiest target but also the one with the least risk involved. Now if a lion tries to attack a buffalo and it fights back, there is a risk of injury and possible

24

death for the lion if it gets caught by the buffalo's horns, but if the lion goes for a gazelle, the risk of the lion getting injured is next to none.

You see, I believe bullies have their own insecurities, whether it be the way they look physically (even if you can't see it) or it might be something behind closed doors. As they feel sad/disappointed inside, it is because of this that they try to find a victim to make them feel worse than the bully.

You see, the big difference is that they do not know how to handle their feelings and cower from them, where you, on the other hand, are working on perfecting it and that is the first step to greatness.

Insecurity and anxiety

One of my insecurities was a fear of large groups and I would often feel very anxious before going into events.

The way I overcame this was I worked out how many people I could comfortably talk to and cope with at a single time.

My limit was four, including me.

Then, when it came to big gatherings, I would just focus on the maximum of people at a time and often forget about the other 12 in the room and before I knew it, I was talking in front of large groups, teaching martial arts in front of 30 students.

Another insecurity of mine was about trying to go out in public after recovering from my seizures. I had the constant worry and embarrassment in case it happened while I was out. What if it happens when I am paying for something?

The only way I could get past this was not to overthink it and just go for it! I was so focused on the 'what ifs' and 'what could be' instead of focusing on 'if it happens, it happens'. Me stressing and worrying about it would only have me end up in the same place.

Heck, after all the bullying, seizures, medical rooms and setbacks in life, I was very anxious to do anything and opening up to anyone was a scary thought.

"Don't overthink these types of challenges. Sometimes actions do speak louder than words, even if these words are just thoughts in your head."

Rejection: it can be a make or break

When I left the education system, my highest grade was an F. When I went into the big wide world, even though my epilepsy was under control and it had been a number of years since my last seizure, I wanted to do boxing and the medical professionals would neither allow it nor advise it.

Driving was a very hard thing for me to learn and took a great deal for me to do as I was still on a large dose of Lamotrigine and, at this point, I have been on Lamotrigine since the age of 2. I was now 18 years old and I found it hard to grasp and take the information in.

I was also put off when the driving instructor yelled at me, and, already with no confidence and low self-esteem, all the negative memories just came pouring back.

The first thing I thought was how stupid I was. After that, I pulled my socks up and was adamant; 'I am not stupid; there is nothing wrong with me. I can do anything someone else can,' and I intended to make something of my life. Time after time, I was met with an overwhelming amount of rejection due to my epilepsy. This was haunting me. Even though I was looking at me and seeing me in day-to-day life and thinking I can carry on like everyone else, that was the furthest thing from the truth.

I then had a lot of rejection because of my epilepsy that happened 7 years ago.

I applied to the Fire Services and was rejected due to epilepsy.

First Aid services – was rejected due to epilepsy.

Police Services as a prison officer, police officer, special constable, PCSO – all of which I was rejected for due to epilepsy.

I applied to hospitality companies to join as a Safety Marshall (to make sure they were sticking to the rules) – rejected – they wanted a letter of approval from my specialist neurologist to say I could carry out the duties because of my epilepsy.

Applied to the armed services: Army, Navy, Marines, Air Force – all met with rejection. There, I received a letter saying as follows: "I am not mentally or physically fit enough" and as I am on medication, I am still considered as epileptic until I stop treatment completely.

You see, there are so many holdbacks and as you become older, they become more apparent, like swimming, cycling, rugby, even football due to getting hit in the head with a football. I advise against martial arts in case of injury. You see, all of these boost your confidence but companies usually look at you as a burden or a liability. Then there is the driving with loads of restrictions. I could go on…

Naturally, this is not a risk my consultants or my family could take due to the level of risk. It had been such a struggle to control me, going through all of these different medications, from having easily over 100 seizures a day, where I lost the use of my right side due to my brain forgetting how to work. Then you had the added hallucinations – that wasn't an option!

Consequence of rejection

So, there comes a point, particularly as an adult, when rejection becomes an issue, especially when everyone around you like work colleagues, cousins, friends etc., are making something of themselves and having a career.

They say things like, "I am a qualified engineer", "yes, I'm an architect", "I am a big shot in London,"

"I drive an Audi", "I drive a Mercedes"; something I could only dream of! Then it gets round to me and all I could say was I can't drive as I struggle to learn.

I am trying to get into a career; I have applied to loads but none will accept me because of my epilepsy.

It is embarrassing, humiliating, depressing and soul-destroying and I often end up saying to myself this is unfair. You see, I didn't feel this way due to jealousy; it was envy.

What makes it worse is when you explain how much of a hindrance and a curse it is. Someone summed it up very well and once said to me, "Pal, it is like your blood is tainted!"

The worst things someone can say to you when battling mental health or any other form of condition, whether it be mental or physical, are the following:

"You just have to get on with it"

"Get over it"

"Surely, it can't be that much of a setback".

All of this rejection was going to be the make or break of me! Like a Phoenix, I rose from the ashes a stronger and more determined version of myself.

<u>DO NOT TRY THIS AND ALWAYS SEEK</u>
<u>THE HELP AND ADVICE OF A QUALIFIED</u>
<u>MEDICAL PROFESSIONAL</u>

As described in the paragraph above and after receiving that letter from the Army, I decided to go cold turkey. I told nobody and I stopped taking my medication and was disposing of it in other ways. I had been driven to this.

Weeks and months went on until I made it common knowledge and it turned out I was okay when I stopped my medication and remained seizure-free. I told my family and my specialist and, after close observation and a good telling off, everyone was happy with me remaining off the meds as I was out of the danger zone, so to speak.

From this point, I grew in leaps and bounds. It was like, for the first time, my brain was alive, I was absorbing work, knowledge, anything and everything, as well as passing first time.

For the first time in my life, it was nice. I was happy and could see a future for myself. Finally, I felt what it was like to be normal after so many years of wanting and craving it.

All I was told by my specialist was to follow these simple things: do not drink alcohol, do not do drugs, make sure you have a nice routine with regular sleep patterns, eating and drinking properly and avoiding stress where possible. I managed to stay off medication for several years.

Adult life

A few years later, I began a career in landscaping as I have always been hands-on, however, this had me travelling and working for up to 14 hours per day. I would often wake up at 4 am and not get home until 8 in the evening, which I managed to do for a solid year.

However, I began to get this gut feeling that something was wrong and this aura of a tingling pins and needles sensation kept occurring. This was the same sensation I had experienced back when I was 11 years old.

My piece of advice is nobody knows your body better than you, so listen to your gut; it's a natural instinct

So, I grabbed my medical notes and headed straight to my neurology department where I refused to move until I was seen by my specialist consultant. After examination, my Doctor confirmed that if I had not gone to see him, I would have had a full-blown seizure due to the large amount of activity going on in my brain. What I was currently experiencing was, in fact, micro/partial seizures which I didn't fully understand.

The seizures were appearing in clusters and this was the first time since the age of 2 that I wasn't on any epilepsy medication, which meant there was nothing to prevent or control the seizures.

I immediately got placed on Lamictal lamotrigine dispersible and Tegretol in the hope they would bridge and bring my seizures under control. The Tegretol was also used to provide an almost immediate effect to help subdue the seizures and give the lamotrigine the time it needs to get into my system. The end goal was to build the lamotrigine up then begin to wean me off the Tegretol. This worked and within a couple of weeks, I became stabilised.

During the couple of weeks when I wasn't controlled, I was given an insight into just how quickly my life can crumble as I had no job security, such as financial support. It also placed the management in a tricky situation as they needed to be careful how they handled me and the current situation.

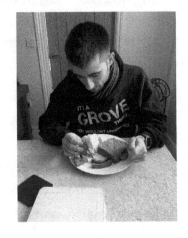

Going back to being monitored 24/7, the simplest of tasks became impossible as this affected my right side.

I found it difficult to cut my food up as I either didn't have the strength in my right side, or I kept having seizures. However, I did manage to make myself a tuna sandwich, which was a very big achievement during that part of my life.

It was very difficult as the seizures were affecting my right side, so I couldn't cuddle my loved ones. I couldn't snuggle with my dog in case I went into a seizure and damaged the animal – that was the scariest part.

I had to adjust the whole of my life as I struggled to brush my teeth and chop my food, not to mention walking to the kitchen without stumbling and legs collapsing, so this was some nice independence I had.

I picked up my victory baguette. I went to take a bite and had a very strong episode where I ended up ruining my baguette and crushing my fingers while I was having a seizure. I couldn't feel what was happening. I could see it, but it was only once my seizure ended that I could feel the pain in my fingers. We honestly thought I'd broken them! We had to wait for my hand to relax naturally and slowly open my hand. This broke me and I am not ashamed to say, I cried, as everything I had accomplished felt like it was over and all the memories and feelings I had when I was a child, and the bullying, all came back to me. I felt like that 11-year-old boy again.

With every day that went past, my episodes doubled, all of them for different lengths of time and strength. Different limbs were affected too. I was 0 to 100 – if my epilepsy was a car, I was a Ferrari! Below is a grid of how my seizures escalated.

I had no idea just how fast, as I was 2 years old the last time I wasn't on anything.

	Per day	Strength	Area affected
Mon	18	Weak	Right arm
Tue	40	Weak, semi strong	Right arm, side of back
Wed	75	Semi-strong	Right arm, right leg
Thur	99+	Weak, semi-strong, strong	Right arm/hand, right leg
Fri	99+	Semi-strong, strong	All the above, developing head pain
Sat	99+	Strong, very strong	All of the above, left leg
Sun	99+	Very strong	All of the above, legs collapsing

Doctor's Synopsis of me

Words from the professionals directly from my medical notes – Third Person point of view

One of the many issues was on the left side, the hippocampus was smaller. I was experiencing focal seizures and generalised seizures that seemed to appear from the left hemisphere.

Focal onset aware and impaired, Motor/Non-motor bilateral tonic-clonic seizure

Absence seizures, clonic seizures

Myoclonic seizures

tonic seizures, atonic seizures

Some lasting 40 + min

The patient wasn't responding to any of our treatments. We placed the patient on phenobarbitone, valproate, carbamazepine, vigabatrin, lamotrigine, Noctec, Tegretol and diazepane to name a few (not all at the same time).

Patient began to stabilise on lamotrigine and Tegretol. A couple of months later, seizures returned with a vengeance – "parents heavily concerned as he was now experiencing multiple seizures at a single time". We were highly concerned about the potential lasting damage. We placed him on topiramate.

Fit-free from 2003-2005, seizures sadly reoccurred, however, this time with very disturbing hallucinations. We later removed the topiramate and hallucinations reduced and we increased the lamotrigine further; patient then remained seizure-free until 2007 then started once again. We repeated the process by further increasing the lamotrigine. We realised that the patient's seizures stopped just as quickly as they started.

"This is not a case we have come into contact with".

Surprisingly, the patient is showing a great deal of strength and resilience to the fits that keep occurring and the ability to overcome the damage, especially after his right side became dormant and shut down as a result of this.

Seizures reoccurred in 2008.

Further investigation found there was also an abnormal brain discharge from the patient's right temporal lobe. This being said, over the years, the patient has had problematics with the left and right side of the brain and this is making it very difficult to pinpoint even with multiple neurologists taking the time to study this.

These seizures would sometimes last 30 to 40 minutes. We feel the hallucinations now being experienced are likely to be from the traumatic events the child had experienced over the years. Patient appeared very anxious, experiencing postictal short-term memory loss, lack of hearing and speaking but no vomiting, no rash or fever. Due to the volume of seizures exceeding a vast number and lack of recovery time between fits, we placed the patient on diazepane; after each episode, his recovery time is quick.

I had this thought that should this ever happen again, I am currently very vulnerable. What if it happens in 5 or maybe 10 years' time and I have lost my job? What if I have a family I need to support? Or a property I need to pay for? What if my family isn't there next time? What happens if next time the medication I am on does not work?

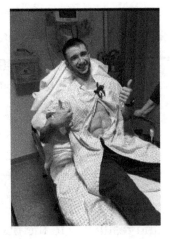

The experience hit me hard and I found it much harder to deal with this blip as an adult. It is like all of the emotions and memories you have as a child come back but they are just magnified.

It is more intense than as a toddler or a child because, at that time, you do not have the same level of awareness or the stresses of life. Now, I would like to reinforce that there is no part, and I mean no part, of this or any form of mental health, when it is easy – there are only different challenges to overcome!

Once I was under control, I worked on answering and fixing all of these questions.

So, within two months of being controlled, I quit my job and I decided to set up my gardening company to provide a reliable income.

I began creating opportunities for myself instead of relying on other people to make this happen!

Life was good; I had my business up and running, had my own place, I got engaged, was living with my fiancée and found out we were expecting a child.

Then this aura came back, tingling up near my collar bone. Was it due to stress? Or fatigue? Could it have even been the medication wasn't lasting long enough in my system? As it was summer, and the temperature was easily exceeding 33 Celsius, so the body was working harder to regulate my temperature.

It ended up being medicine-induced. The Tegretol I was placed on last year began to have an adverse effect and was counteracting the lamotrigine, which was triggering the seizures. Then, depending on where the short circuit in the brain happened determined where I was affected. For the majority of these, I was conscious.

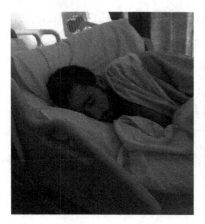 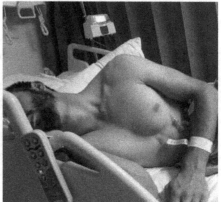

After years of first-hand experience of epilepsy, on a Thursday morning around 9.00 am, I had the same aura occur; that pins and needles sensation going near my collar bone. A few hours later, my right arm was shaking, my muscles contracting, then my leg began to have the same feeling. Shortly after came the head pain and by 1.00 pm, I was exactly where I had been a year ago. Yes, this was starting to look like a never-ending battle, one I just couldn't win.

Case Study: Going out in public

We went to the carvery as it might be the last roast I have for a while. I was surprisingly confident when I first went into the carvery. We sat down and ordered and everything was going well. I ordered a nice cup of tea and had a tap water. The drinks came over and I was doing well so far. I had been around 35 minutes without an episode. I reached out to grab the pot of tea. My sister kindly offered to pour it but whether it was my pride or pure stubbornness, I said, "I have this. I can do it."

I picked it up and began to pour myself a cup of tea. While holding the pot, I had a very unexpected seizure which clenched my hand tight around the pot and my arm began to shake. My sister held my arm to try to support my hand and reassured me saying everything is okay which meant a lot, hand on heart. This is one of those moments that will always stay with me. The people at the table next to us began to look over and stare at me, then begin to whisper to each other. Now, no seizure is nice but from my experience and personal preference, if you can call it that, I would take unconscious seizures any day over conscious ones because at least, on this day, if I had been unconscious, I never would have seen those ladies staring over or remembered any of it.

The biggest frustration is seeing what your body is doing and not being able to stop it. I felt helpless. I could see my sister trying to hold my arm to stop me spilling the scalding hot water. I see what is happening and it is like my eyes and heart are saying stop and there is just that part of the brain which doesn't listen. Also, there is that feeling of that table looking at me like I was the elephant man, making it obvious, whispering to each other while still looking at me having a seizure. Honestly, at this point, there was nothing my sister or fiancée could say to me to make me feel better. It broke me. We didn't eat; we paid the check and I left, slouched over, trying to hide my face. This was the lowest I had ever felt. My sister kindly defended me and said to those ladies, "Thank you for ruining our dinner. My brother is going through a very hard time and is just trying to feel normal and you just made it worse."

Due to the strength of my arm contracting and my hand closing and the risk of breaking my fingers etc., we tried putting a stress ball in my hand to stop it from closing, but I just crushed it. We tried a tennis ball and it just caved in. We then used a billiard ball; this helped but only when I could get to it in time.

Trying to provide normality

If I was to give any advice on ways to provide normality as that is all I wanted, the following are a few ideas – during these challenging times, I appreciated a walk through the park or a game of chess. If you want a meal out, try to avoid going anywhere busy. Even try to go the extra mile and ring a particular venue/ restaurant in advance and explain the situation and they may be able to accommodate a complimentary booth somewhere quieter.

The experience hit me hard and I found it much harder to deal with this blip as an adult. It is as if all of the emotions and memories you have as a child come back but they are just magnified and it is more intense than as a toddler or a child. Back then, you do not have the same level of awareness or the stresses of life. Now, I would like to reinforce there is no part, and I mean no part, of this or any form of mental health when it is easy.

Seeing unusual activity

How to address it

As it turned out, the girls in the carvery were just concerned and there was nothing wrong with that. However, with this being said, **I would like to share some awareness and advice –**

If you are ever concerned about someone or something, try not to stare. Just glance and, if you are concerned, do not whisper; just kindly ask if everything is okay or if there is anything you can do to help.

Lastly, try not to draw any more attention than what is needed. Follow this and you could very well make a difference to that person's life. This can, and will, not only help with the support and comfort side, but it will also reduce the anxiety and paranoia which follows.

The feeling I got that day when those girls looked across and stared at me and started whispering? That will stay with me for life!

Here is another example of being kind.

I was driving along this bridge with my sister around one year ago and there was this middle-aged man standing on the bridge, hands on the railings, looking down at the motorway. All I had to do was glance to assess the situation.

We pulled over and I instructed my sister to remain in the car no matter what.

I slowly approached the gentleman and simply asked, "Is everything ok? Is there anything I can do to help?" The gentleman's response was, "No, I'm fine".

I followed with "Would you like to talk to me?"

That is all that was needed.

That day, I helped him by taking him away from the bridge and showing and expressing that I cared about him. All he wanted to get off his chest was that he had come out of hospital recently and his parents were annoying him. The gentleman finished with a thank you.

Look!

You see? Glance, think, then speak!

Say no to staring, sniggering and whispering!

I was in A&E that evening and admitted to a ward. That night, I lost the feeling and use of my right leg. Once I was in the emergency assessment unit, one of the neurologists placed me on 10mg of clobazam twice per day and diazepam twice per day with the added option of painkillers due to the strain my body was under. At this point, my body and brain weren't getting enough time to recover between each seizure

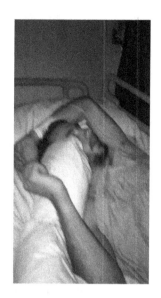

Being on all of this medication, I became drowsy, fatigued, struggled to focus and became confused. My head was in agony. I was on so much medication and muscle relaxant that just trying to lift my arm was difficult.

I tried to get myself out of bed to go to the toilet and I managed to walk around 5 paces towards the toilet then fell over.

It was in that moment when the nurses were helping me stand up that I had the realisation that not only was this going to be a long road, but also, I was not capable of doing the things I once was.

I had a very restless couple of nights. I then had a different neurologist come to visit me and they decided to increase the clobazam and introduce Keppra into my system.

All the drugs and treatments the consultants were trying seemed to have no effect or made my condition worse.

I speak with the utmost respect when I say they were out of their comfort zone! The best thing they could do was treat me as a guinea pig.

It was the fourth day since going into hospital and I had now been placed on lamotrigine, clobazam, and Keppra.

I was so drugged up it hurt my head to even try to focus. I lost everything – my dignity, my freedom, my independence, my pride and my confidence to handle the situation, not to mention my ability to smile or be happy. My business was also on the verge of collapse.

The family were struggling to see me the way I was. I was broken – I couldn't move from the bed let alone be allowed out of the ward to see my dog! What made it worse was every time I looked at my family, all I saw was the hurt, the pain and suffering I was causing them.

The only question going through my mind was what kind of son, brother or fiancée causes this much pain and suffering to the ones he loves?

That evening in hospital, I was praying for this to stop. Every 10 seconds, I was having a seizure so they decided to try a different way which was to use a fluid called Phenytoin. Now, my understanding is this only gets used in extreme cases.

It was administered via an IV drip. I would also need the whole dose in order for it to work effectively and it would take approximately one hour for the whole dose to go through the drip and into my body.

I was sat in the armchair as they started the treatment. It was going okay and, within a few minutes, it felt like acid was passing through my veins! The pain went from 0 to 100 in an instant. Due to the discomfort, they stopped the treatment and it turned out that no filter was being used at the present time and it wasn't diluted! Some would say I took the Phenytoin

NEAT! By the time a filter was used and they diluted it, the damage was done – my veins were burned.

It was explained to me by the doctor, "Sir, all of this fluid needs to get into your system in order for it to work effectively".

My response was, "Okay, let's do it. I need this to work. I will take the pain; it's only one hour".

Even being administered a second time, with the fluid diluted and a filter being used, the pain was intense.

I took the whole dose, and I was so happy that after all that pain, I was going to have a nice evening and an easy sleep, but I had a full 5 hours of horrific hallucinations.

The walls were closing in!

I was in my mum's arms and I thought her arms were witches. I started seeing the dark shadow creature that I used to hallucinate about when I was a child (main tormenter).

I was seeing a chap's knees and the nightlights as candles and bald heads in a cathedral. I thought the red buzzer lights were snipers. By the time I came round, it was morning.

The first thing I did was say sorry to everyone on my bay.

The support from my fellow bay members was a big blessing. There was a nice man on my bay called Dean and he came to my bed that morning and said,

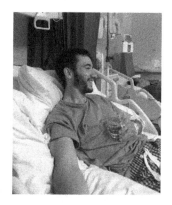

"Hands down, man, you are a hero!"

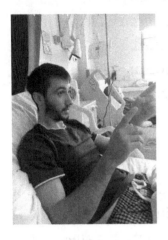

On the other side, I had an older man called Ki, who said, "You are a warrior, strong, yes".

I was placed in my personal room as I was still not stable, so they increased the medication. After a couple of days, I started to improve. I was up and on a Zimmer frame, not needing assistance in the shower or help with washing myself in the bath.

I still had someone present with me at the time but I was capable again, something I longed to say. Just that little independence and responsibility was the push I needed.

I was coming around and after being on so much medication for what felt like a lifetime, I was having withdrawals. It was like my brain was firing up for the first time. I was processing everything for the first time since entering hospital.

I was also becoming angry, snappy, somewhat aggressive with bad thoughts. I was feeling very claustrophobic within those four walls

The ward sister, knowing this wasn't my usual self, agreed I needed some time out of the ward, supervised, to have a change of scenery and breathe in some fresh air.

What made this matter worse was my fiancée, who was carrying my child at the time, had a miscarriage due to the stress.

We had to cancel our wedding due to the uncertainty and insecurities the future held. We also had to move to a different location, somewhere with fewer or no stairs Due to the risk of me falling while home alone when everyone was out working.

Shortly after, I was discharged on 600mg lamotrigine 20mg clobazam and 1000mg of Keppra. I still wasn't 100%, naturally, as my brain and body had been pounded by the seizures and the cocktail of drugs put into me. My right side was still recovering from the trauma and my right leg was still collapsing. Walking was still problematic, but I put this down to me needing to build the strength and co-ordination back up.

What we did not realise was that I was still having these seizures and the relaxant drugs, diazepam etc., were masking the muscle contractions, the aura, the pins and needles and the tingly sensation. You see, I overlooked what was happening to my body.

I put my leg issue down to needing to build the strength and co-ordination back up. I thought the sudden jerking and slight shaking was due to the medication and the head pain was gone as I was on pain relief.

Side effects of medication

Experiencing depression, suicidal thoughts and highly aggressive behaviour psychosis

was at home for a couple of days before being readmitted to hospital due to not only my seizures coming back with a vengeance but also, I wasn't myself mentally.

Over these couple of days, I was continuously thinking of everything bad that had happened to me over the years, especially in the last couple of months, and I was falling into a deep depression.

Between having my business hanging on by a thread, losing the baby and losing my own place and my freedom, I was stuck in a very dark place.

I am usually a glass-half-full kind of person and they say that normally, good memories will always conquer the bad. This was not the case; I didn't find anything in life enjoyable; well, not anything I used to. I had no appetite and all I could do was just look at the same four walls.

I often forgot that there was an outside and when I would look out the window, it just reminded me of how trapped I had become as I could barely walk. And even if I could walk, I still couldn't go outside as I needed to have someone with me in case of a seizure occurring or I fell and had an accident. I didn't want to speak to anyone, let alone see anyone. I forgot what cheer and laughter were and I was constantly blaming myself and my epilepsy for the miscarriage that happened while I was in hospital.

I was thinking how much of a bad person would put his loved ones through this and it would be better off with me gone. Every hour that went by I was just feeling more and more sorry for myself, seeing and finding things I couldn't do.

I would be halfway through brushing my teeth and would have a seizure.

I would be halfway down the stairs, have an episode and my leg would shake and collapse. I nearly hit my head on the kitchen counter.

I remembered doing the strangest of things. I would go into the back garden and just lay on the ground when it was raining, I was just fixated on the bad. I couldn't sleep and I would wake up soaked in my own sweat, heart feeling like it was bursting out of my chest, having nightmares of the shadow dark monster.

I was becoming incredibly angry and aggressive. My family would ring to check up on me and I was only giving one-worded answers and was very quiet.

My deeper understanding of suicide and the dark places where depression takes you!

I didn't say anything else at this point but I remembered, when I went on a walk before all of this, noticing that there was a rope over at the woods; a little trek, not commonly used, but after all, I didn't want anybody finding me.

I wasn't going to have anybody have my death on their conscience. I walked to the woods to where the rope was. It was a steep drop, and the rope was hanging down from the middle of it.

I got the rope, took it to the top of the verge with me, tied it around my neck and took that leap of faith. Sadly, the rope snapped, and I fell and severely winded myself. I just remember thinking why? All I want is to put an end to this!

I had no way to try again as the rope had snapped and I now had no way to reach what was left of the rope and I could not risk leaving and going back again in case someone saw me. Not to mention that I wasn't in the frame of mind to even think logically.

That evening, I was taken back to hospital. I can't say I went willingly or felt the need to go, and while waiting, I was not having any nice thoughts.

However, there was one thing that was going on in my head which was sparked by me looking at my reflection and hearing the voices of other family members. 'This isn't me! I am stronger than this – where did it go wrong? I have beaten this before; I can do it again!'

I looked up the side effects of the new medication I was placed on – clobazam and Keppra (Levetiracetam)

About 13% of people taking levetiracetam experience adverse neuropsychiatric symptoms, which are usually mild. These include agitation, hostility, apathy, anxiety, emotional lability, and depression. Serious psychiatric adverse side effects that are reversed by drug discontinuation occur in about 1%. These include hallucinations, suicidal thoughts, or psychosis. These occurred mostly within the first month of therapy, but they could develop at any time during treatment

Levetiracetam, along with other anti-epileptic drugs, can increase the risk of suicidal behaviour or thoughts. People taking levetiracetam should be monitored closely for signs of worsening depression, suicidal thoughts or tendencies, or any altered emotional or behavioural states. (Wikipedia)

- I have had many discussions with others who suffer from epilepsy and many have agreed and discovered the bad side effects of Keppra.

Clobazam

Here are a couple of the side effects of Clobazam. I was experiencing these; Drowsiness-Dizziness, Poor coordination, Restlessness or aggressiveness, Anxiety, slowed/slurred speech.

I immediately stopped taking this medication despite the advice I received from the professionals that said to continue taking it. I increased the dose of lamotrigine and that is all I took as sometimes it is best to stick with what you know. After all, nobody can know your body better than yourself.

Within 24 hours, I was responding very well. I could stand, walk, eat and cut food without assistance. I started to become myself, feeling like I can take on the world and anything it throws at me.

I followed my gut and all that was needed to avoid this recent hospital visit was to increase my lamotrigine and remove the Tegretol as it was the Tegretol triggering the seizures, which is exactly what the medication did to me when I was a toddler. It is fair to say I cured myself!

I finally made it home and with every day that went past, my mind, body and spirit lifted. Granted, it was not a quick process. I needed to build my muscles back up, and my co-ordination still needed work.

But, like a lot of challenges, they are designed to test you, push your limits and comfort zones in many different ways and with the right guidance and attitude, I believe you can conquer them all and I will be there to help you along the way!!!

> **An educational point here:** These are the effects that some medication can have on you, as it did on me. You see, I tried to kill myself, not because I was a coward, but because I saw the pain and suffering, not to mention the heartache I was causing my loved ones and I believed that me removing myself from the equation would make everyone's lives better as I felt like a burden.

So, always believe in yourself and never let anyone tell you there is no Hope. Now, I suppose, after all of this, you have an idea built up in your head of how I turned out! It has not exactly been an easy ride, however, the greatest of individuals are not created with easy challenges; they are created by doing the impossible and never giving up no matter the odds!

Here is what I have learnt over my many years of constant uphill battle

- Always respect the medical professionals; they know what they are doing and carry out their work to the highest standard.
- However, don't feel afraid to challenge some of the advice and treatments they offer! With a lot of their work, it is designed to follow a template to a certain degree. For

example, with someone having seizures they will usually start with Tegretol or clobazam as it is fast-acting, then they may introduce something like lamotrigine to take its place!

- Always check what the side effects are. This is so important and it is usually something that gets overlooked because of the old adage – if it works, it works. Look at the small print, and, if you are experiencing any of the side effects, request an alternative.

- Never Lose Hope. Yes, the Doctors need to give it to you straight, black and white, if you like. However, just because they say you will never walk or use your legs again does not mean you should not try. Below are a couple of examples.

I only speak from experience as I lost the ability to walk and use my legs.

- You get told you will never use your legs again; this doesn't mean do not try to use them or get them working, as miracles do happen.

Believe it or not, hope and the power of positivity can do a lot of things in life.

- Even someone who is blind can do Judo – a grappling martial art – and win.

You're thinking, 'yeah, right', but you can, because it works on the ability to feel and hear. I know this as I have done it and even beat the black belt! So, you see, the thing I lacked was the confidence and the ability to adapt.

Becoming the better version of yourself and fixing your vulnerabilities

S o, within two months of being controlled, I quit my job and I decided to set up my gardening company to provide a reliable income.

Over Christmas, when it was wet, cold and horrible, I was outside knocking on doors of potential customers, handing out flyers, making phone calls, buying new and second-hand equipment and using my Mini Cooper to get from A to B.

I worked hard for six, sometimes seven days per week, building my c;ompany with one thought and motivation in mind and that is not to go back and to never be in that position again. Within three months, I bought a van and took on my first employee. As the company grew rapidly, I needed to take on another two staff members, buy another van and double the equipment. Before I knew it, I had a steady income, a reliable backing should I ever end up in hospital again.

I focused on bettering myself and mastering my imperfections because, as I mentioned, all of these experiences can either make or break you, steal your hope, crush your dreams. But only if you let that happen.

"Greatness isn't born, it is achieved"

Changing your frame of mind

After all this time, I knew I couldn't ever get rid of my epilepsy, so I changed my attitude, and, rather than letting this condition conquer me, I decided to conquer it and I was doing exactly that.

I went further into martial arts, going into sparring competitions and winning gold medals and trophies.

I entered European championships and won gold and silver medals.

I taught groups and classes.

I competed in mud runs.

I travelled alone. I passed my practical and advanced driving course first time.

I sat my A-Levels and passed first time (I had Grades U and F in GCSE's)

I passed my advanced first aid course first time.

I passed all of my close protection courses and modules first time.

I also started training harder in self-defence, learning about bullying, reading my medical notes about all of my epilepsy history, so that next time, I would be prepared.

When I did occasionally lose my motivation, have self-doubt or just the fear of failing, I thought of this:

FAIL stands for "first attempt in life".

FEAR stands for "face everything and rise" or "forget everything and run".

Comfort Zone – "comfort is the enemy of progress". The main way of boosting your confidence is stepping out of your comfort zones.

If you want to give up, think "I am a Lion; I am a warrior; no retreat and never surrender".

You see, there was one good thing that came out of my epilepsy, the bullying, the torment and every part of rejection and setbacks.

It gave me the best possible gift. It not only made me the person I am today, and pushed me to succeed and better myself in every way, but to prove everybody wrong, do the impossible and become a bigger success than all of those who doubted and bullied me.

But my biggest achievement is writing and publishing this book.

I might not be able to change the world, but I can change the world for one person and this book is the start of that!

As I write this, I have begun to set up programmes to help others!

You see, a personal goal of mine is to be living proof of light at the end of the tunnel and help you through it. The support this book gets will go towards me being able to help those who need it, whether it be over the phone, or me travelling to help them in person.

This all started with me meeting a 7-year-old girl who was in a wheelchair and who had cerebral palsy and epilepsy.

Her parents said, "We just want to know what she is going through. How is she feeling? What can we do to help?"

And when I explained it to them, well, let's just say the moment was incredible. That's when I knew I could make a difference.

"Who would have thought what started as a curse ended up being my biggest blessing? This is not the end of my story; it is just the beginning!"

AUTHOR PROFILE

I am an optimistic, approachable and a kind-hearted person. It was very hard for me to write this book; however, it has been done with the purest of intentions,

You see growing up I did not have the support we do now, with social media and the heighten awareness but to this day I still find there is a lack of empathy. Which is one of the many reasons

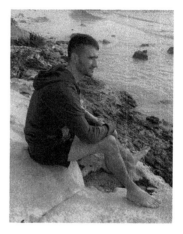

James Bailey

I look to helping all those who support this book and those who need it. Whether it be over the phone or in person.

I now own a few successful businesses, which range from gardening, fitness, self-defense, and Mentoring.

CONTACT

Email: Baileyj1710@gmail.com

Facebook Page
Light in the Shadows: A Life of Epilepsy
https://fb.me/BaileyJ1710

Instagram
mrjbailey2021

HOBBIES

Helping Others
Fitness
Reading
Music

QUESTIONS & ANSWERS

1. What was your motivation for writing this book?

   I always say one person may not change the world, however they can change the world for someone else.

2. What is the end Goal here for you?

   To provide hope, to be a mentor and provide help to all those who need it on a larger scale.

3. Can you give us a recent update with where your at medically?

   I am awaiting admission into Addenbrookes to assess me further. I am now considered to have refractory epilepsy.

4. Were 100 seizures Per Day the maximum?

   That is a funny one, in short no, usually this is a minimum or should I say where we stopped counting.

5. If you could give one piece of advice what would it be?

   Embrace being different, look at only the positives, do not feel afraid to push you comfort zones and boundaries.

6. What would you say to your younger self and Parents?

Do not worry what others are saying, there is hope and a chance with the right attitude you can live a normal life. Do not let it stop you from living your life.

7. What does your typical week consist of?

Running the business's day to day, regular fitness, and mentoring.

8. Is physical activity/Fitness important to you?

Very much so, I always look at pushing myself to be the fittest and strongest I can be. As it is going to be a benefit for my body when I suffer from all these seizures.

9. Do you ever think about the lasting damage of all the seizures?

No never! As that is in no way beneficial for my health and attitude, what is done is done no changing that I only ever look forward.

10. If you could ever get rid of your epilepsy, would you?

NO would not even second guess it, as without it I would not be able to give hope, comfort and help to others, it has made me the person I am today. But it has also taught me to enjoy every day and moment of my life.

11. What was the Next step if Addenbrookes hospital could not help?

    I was going to be on my way to Great Ormond Street Hospital.

12. To date who has been your greatest role model?

    Andy from 4tk Warhammer shop, he provided me with the comfort and acceptance I needed, he gave me his time, patience and taught me a lot of life lessons.

13. Lastly, who have you helped so far prior to book release?

    I Have aided and advised parents, children, medical professionals, students with case studies and adults' majority in epilepsy, but not all.

9 781802 270143

CW00405214

TOUT CE QUE VOUS AVEZ TOUJOURS VOULU SAVOIR SUR LA CHINE

GUIDE VISUEL à destination des esprits curieux et pressés

Grégoire Basdevant

www.editions-hatier.fr

Collection conçue et dirigée par Philippe Tamic

Auteur : Grégoire Basdevant

Mise au point des textes : Jessica Binois, Philippe Tamic

Réalisation éditoriale et direction artistique : ••• MediaSarbacane

Achevé d'imprimer par Lego Print à Vicenza — Italie

Dépôt légal 95829 8 /01 — 2012

La montée en puissance de la Chine

est l'un des événements majeurs les plus énigmatiques de l'époque contemporaine. La République populaire est devenue désormais pour tous les pays du monde un partenaire et un concurrent essentiels.

Il nous faut donc apprendre à la respecter. Une première approche est de découvrir ses mœurs et ses paysages en y voyageant. Une autre, plus accessible, consiste à s'initier à sa culture et à son histoire. Il est ainsi possible de mieux comprendre la richesse tout comme les contradictions de son passé et de son présent.

Ce livre déroule le film d'une histoire grandiose, diverse et terrible, durant laquelle ce pays a traversé plusieurs fois le meilleur et le pire.

Cette histoire est d'abord une leçon d'espoir car elle nous fait voir de quelle profonde crise et au prix de quels efforts la Chine s'est relevée pour accéder au rang de deuxième puissance du monde.

Mais elle porte aussi une leçon de lucidité. En effet, les réussites de la Chine ont été fragiles, souvent interrompues par de terribles crises. Les décadences des dynasties ont été désastreuses.

À cette fragilité historique, il existe deux causes fondamentales qui ont de tout temps rendu ce pays difficile à gouverner. D'une part, il a toujours été très vaste, ce qui gênait l'administration et facilitait les divisions. D'autre part, il est depuis le XIXe siècle le lieu d'une surpopulation qui a contraint son gouvernement à prendre des mesures de contrôle coûteuses et même dangereuses.

L'histoire nous permet de mieux comprendre comment la Chine a retrouvé le chemin de la grandeur. Mais elle nous avertit aussi que ce chemin ne sera pas toujours facile ni triomphal.

Jean-Luc Domenach
Sinologue - Professeur à Sciences Po

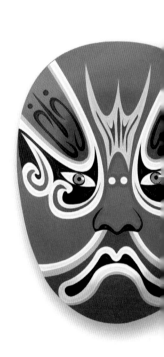

La **Chine** est aujourd'hui le pays le plus peuplé au monde, avec 1,3 milliard d'habitants : un humain sur cinq est chinois. Elle sera aussi, dans un délai relativement proche (de 10 à 20 ans), la première puissance économique mondiale, ce qui n'est qu'un **retour logique** au regard de l'Histoire.

Dragon traditionnel chinois
Le dragon fait partie des mythes fondateurs de la civilisation chinoise.
Tous les empereurs de Chine ont régné sous le signe du dragon.
Ils étaient même considérés comme des « Fils du dragon » ayant
reçu le « mandat du Ciel ». Sa symbolique est très forte et signifie
à la fois l'immortalité, la persévérance, l'énergie et la réussite.

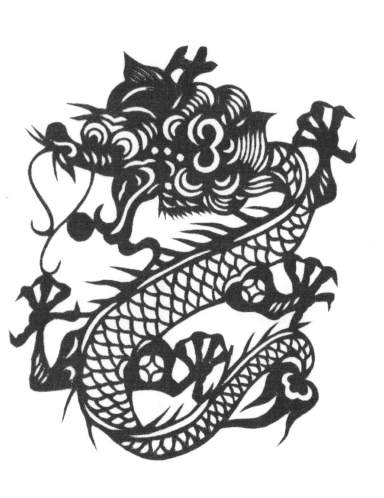

La Chine a en effet été la **première puissance** mondiale durant la majeure partie des 20 derniers siècles, de l'Antiquité à la révolution industrielle.

Aujourd'hui, après une longue période de déclin, les Chinois sont conscients de cette supériorité passée et fiers du retour au premier plan de leur **immense pays.**

Quand la Chine s'éveillera...
le monde tremblera (Alain Peyrefitte, 1973)
« Vu le nombre de Chinois, lorsqu'ils auront atteint une culture et une technologie suffisante, ils pourront imposer leurs idées au reste du monde. » La prophétie de l'auteur, dont l'accomplissement paraissait lointain dans les années 1970, est devenue depuis une réalité beaucoup plus tangible.

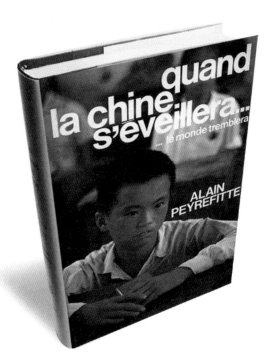

Avec une superficie de
9 641 144 km^2, la Chine
est le **troisième**
plus grand pays au monde,
après la Russie et le Canada.
Sa taille est **15 fois**
supérieure à celle
de la France.

Représentation cartographique de la Chine
Située en plein centre de l'Asie, la République populaire
de Chine a 14 pays voisins (le Viêtnam, le Laos, la Birmanie,
l'Inde, le Bhoutan, le Népal, le Pakistan, l'Afghanistan, le
Tadjikistan, le Kirghizistan, le Kazakhstan, la Russie, la Mongolie
et la Corée du Nord). Sa frontière terrestre mesure 22 117 km, ce
qui en fait la plus grande au monde. Le pays possède également
des frontières maritimes avec la Corée du Sud, le Japon et les
Philippines. Taïwan figure en orange ; tout comme les frontières
du Tibet, revendiqué par le gouvernement tibétain en exil.

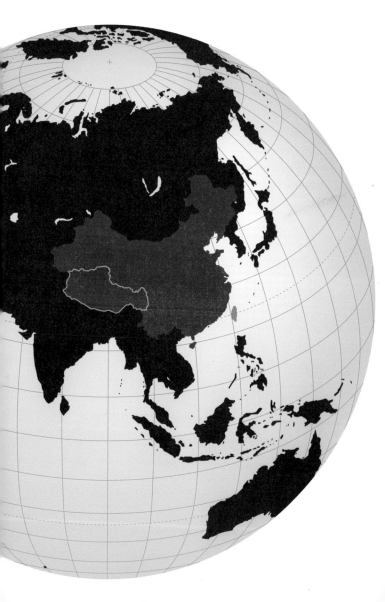

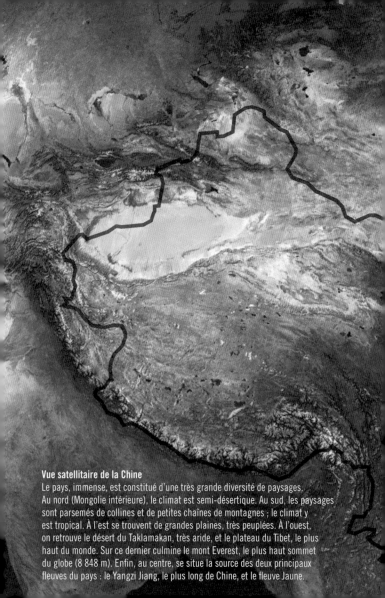

Vue satellitaire de la Chine
Le pays, immense, est constitué d'une très grande diversité de paysages.
Au nord (Mongolie intérieure), le climat est semi-désertique. Au sud, les paysages
sont parsemés de collines et de petites chaînes de montagnes ; le climat y
est tropical. À l'est se trouvent de grandes plaines, très peuplées. À l'ouest,
on retrouve le désert du Taklamakan, très aride, et le plateau du Tibet, le plus
haut du monde. Sur ce dernier culmine le mont Everest, le plus haut sommet
du globe (8 848 m). Enfin, au centre, se situe la source des deux principaux
fleuves du pays : le Yangzi Jiang, le plus long de Chine, et le fleuve Jaune.

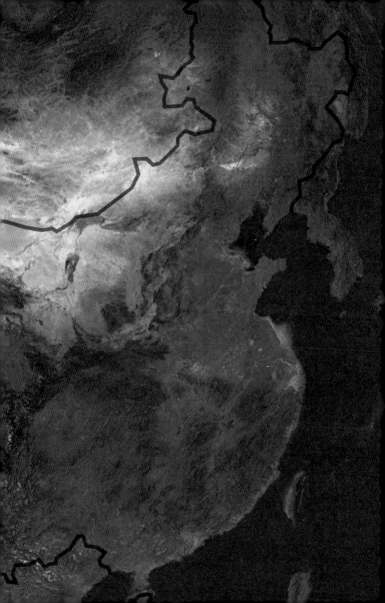

Tout au long de l'Histoire, les Chinois ont donné plusieurs noms à leur pays. Aujourd'hui, le plus utilisé d'entre eux est, en caractères chinois, « 中国 » ou *Zhōngguó* (phonétique : /djongkwo/).
Ce qui, suivant les interprétations, signifie « pays du milieu » ou « **milieu du pays** ».
En France, on l'a souvent — et abusivement — traduit par « empire du Milieu ».

Sinogrammes du mot *Zhōngguó*
Le sinogramme *Zhōng* signifie « le milieu » (il représentait une flèche au milieu d'une cible). *Guo*, qui veut dire « pays », représente les armes, les trésors, au sein de la frontière. Le mot *Zhōngguó* vient de *Zhōnghuá Mínguó*, nom donné à la Chine lorsque la République fut proclamée.

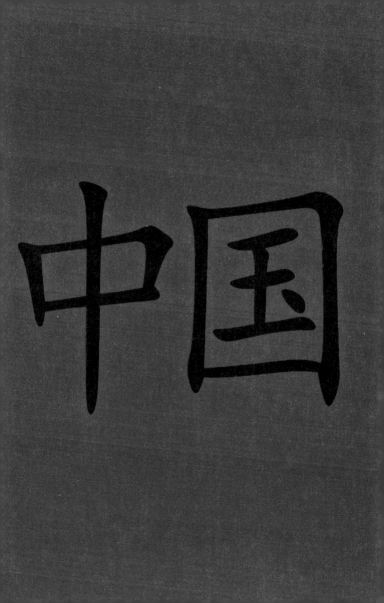

La plupart des terres arables se situent autour des **deux fleuves majeurs**, le Yangzi Jiang (Chang Jiang) et le fleuve Jaune (Huang He), qui coulent à travers la plaine de la Chine du Nord, le **centre historique** de l'expansion de la culture chinoise.

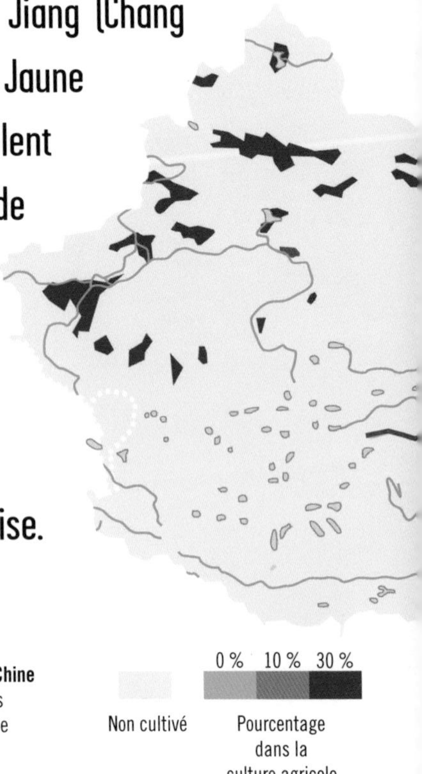

Carte des surfaces cultivées en Chine
Très peu de surfaces sont cultivées dans l'ouest de la Chine, une partie peu irriguée du pays où les deux fleuves principaux sont absents.

0 %   10 %   30 %

Non cultivé

Pourcentage dans la culture agricole

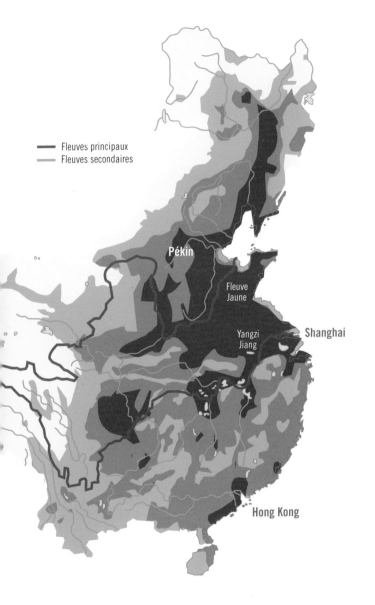

Fleuves principaux
Fleuves secondaires

Pékin

Fleuve Jaune

Yangzi Jiang

Shanghai

Hong Kong

Ces terres, cultivées depuis la préhistoire, sont le berceau de l'ethnie des **Han**, le peuple chinois « historique », issu de l'ancienne ethnie Huáxià. Les Han, largement majoritaires, représentent **92** % de la population. Ils sont également le **plus grand** groupe ethnique du monde.

**Femme néo-Han
portant l'habit traditionnel
de la dynastie des Han (Pékin)**
Les membres du mouvement
nationaliste néo-Han prônent un
retour des valeurs traditionnelles.

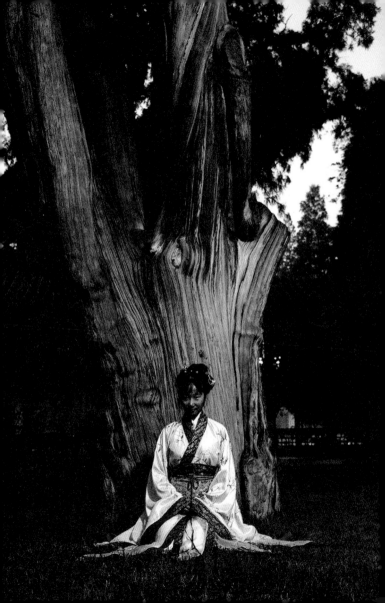

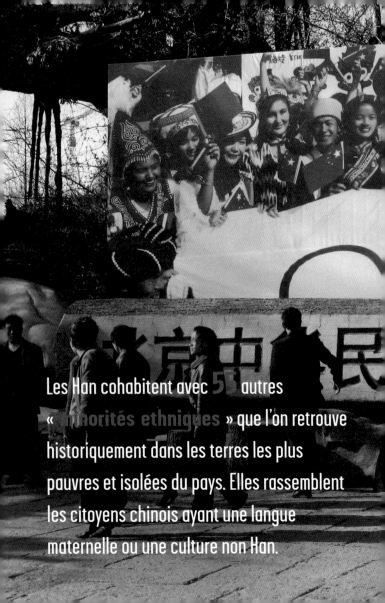

Les Han cohabitent avec 53 autres
« minorités ethniques » que l'on retrouve
historiquement dans les terres les plus
pauvres et isolées du pays. Elles rassemblent
les citoyens chinois ayant une langue
maternelle ou une culture non Han.

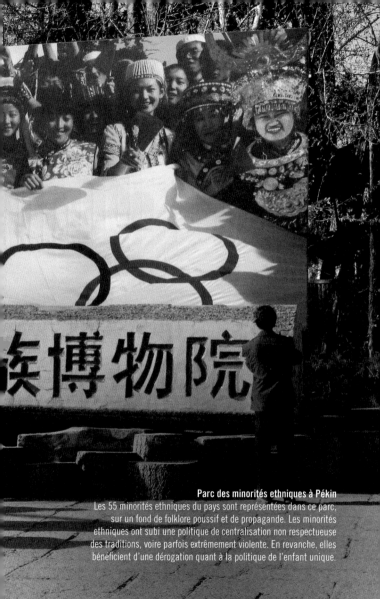

Parc des minorités ethniques à Pékin
Les 55 minorités ethniques du pays sont représentées dans ce parc, sur un fond de folklore poussif et de propagande. Les minorités ethniques ont subi une politique de centralisation non respectueuse des traditions, voire parfois extrêmement violente. En revanche, elles bénéficient d'une dérogation quant à la politique de l'enfant unique.

Répartition des groupes ethniques sur le territoire chinois

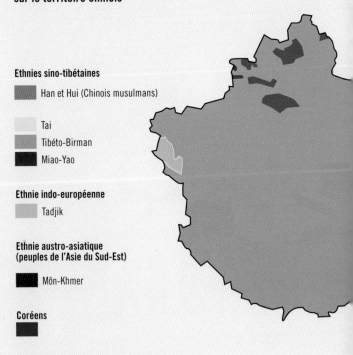

Ethnies sino-tibétaines

Han et Hui (Chinois musulmans)

Tai

Tibéto-Birman

Miao-Yao

Ethnie indo-européenne

Tadjik

**Ethnie austro-asiatique
(peuples de l'Asie du Sud-Est)**

Môn-Khmer

Coréens

Ethnie de langue altaïque

Turcs

Mongols

Toungouze

Malais-polynésiens

Indonésiens

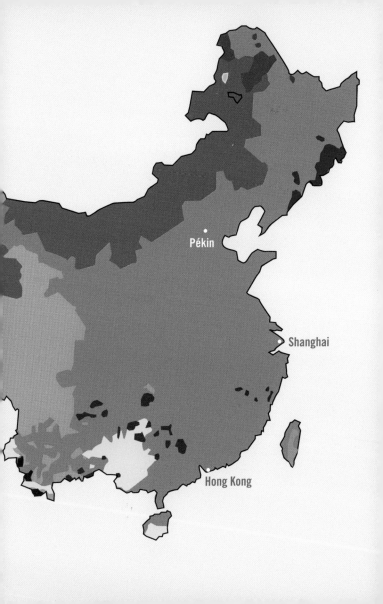

La civilisation née dans les « plaines du centre » est la plus **ancienne** civilisation pérenne au monde.
Elle perdure depuis près de 5 millénaires, ayant développé une culture et une identité homogènes, notamment grâce aux propriétés étonnantes de son **écriture**.

Omoplate de bœuf ayant servi à la divination sous la dynastie Shang (1570-1045 av. J.-C.)
La scapulomancie est une pratique de divination qui consistait à mettre au feu des omoplates d'animaux et à lire dans les craquelures des os. Les devins y inscrivaient ensuite leurs commentaires, sous forme de dessins. Il s'agit de l'une des premières formes d'écriture chinoise.

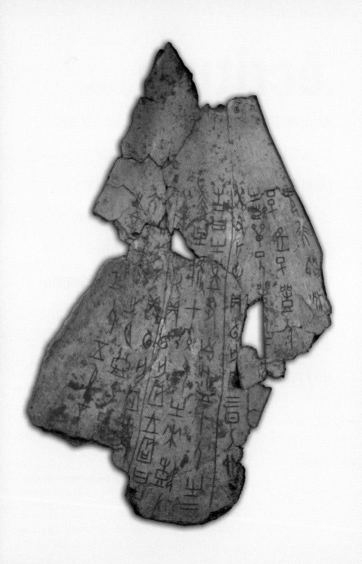

L'**écriture** chinoise

est une transcription graphique de la langue, et non une transcription phonétique. Elle peut donc être lue dans toutes les langues de la Chine, quelle que soit leur prononciation. Cette nature non phonétique des caractères chinois (les **sinogrammes**) permet un répertoire graphique quasi infini : 10 516 caractères étaient répertoriés en l'an 121, et plus de 40 000 en 1717.

Évolution du sinogramme « cheval »

On reconnaît immédiatement un cheval dressé verticalement sur le sinogramme archaïque (voir le signe ① ci-contre). Ensuite, au fil du temps, une stylisation graphique se met en place, jusqu'à une très grande simplification dans les signes les plus récents qui ont peu à voir avec le signe originel.

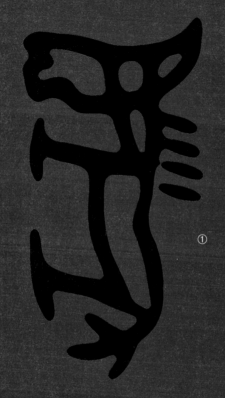

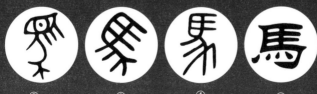

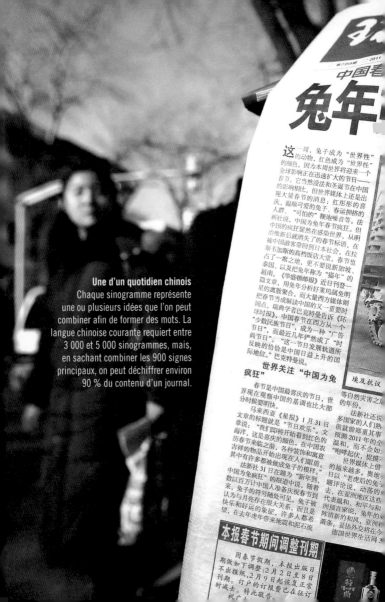

Une d'un quotidien chinois

Chaque sinogramme représente une ou plusieurs idées que l'on peut combiner afin de former des mots. La langue chinoise courante requiert entre 3 000 et 5 000 sinogrammes, mais, en sachant combiner les 900 signes principaux, on peut déchiffrer environ 90 % du contenu d'un journal.

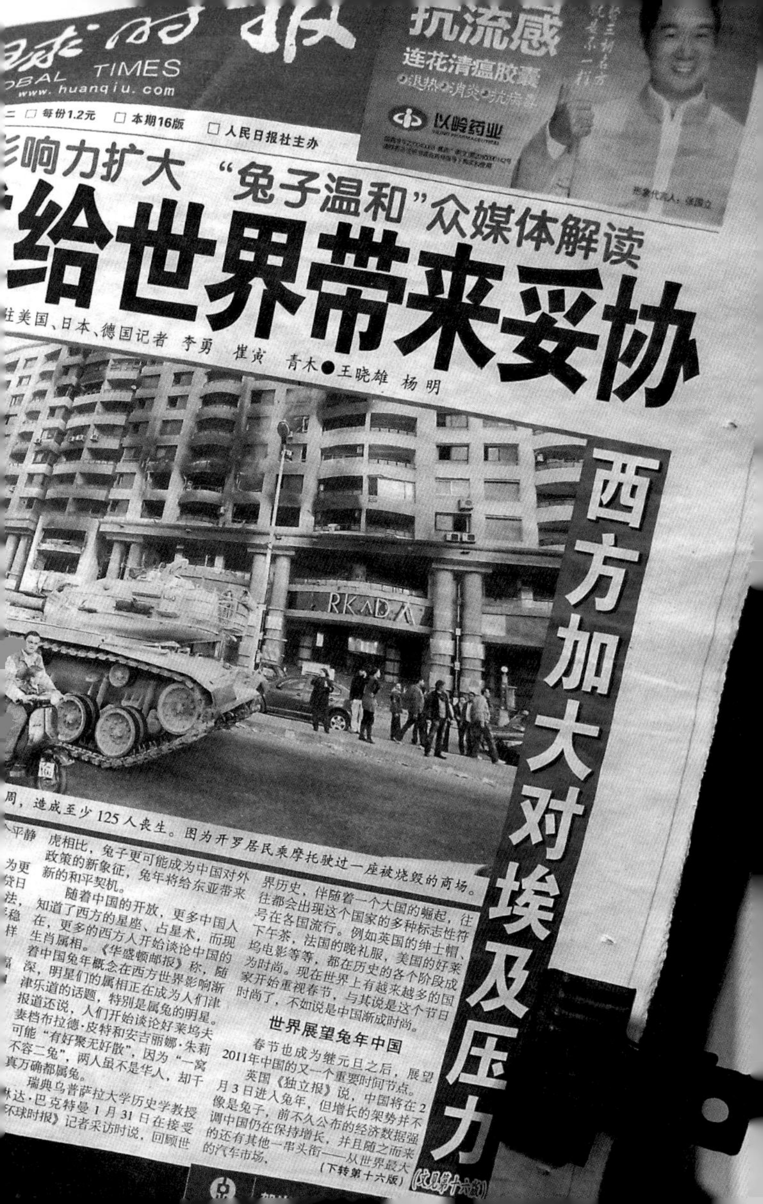

球时报
GLOBAL TIMES
www.huanqiu.com

二 □ 每份1.2元 □ 本期16版 □ 人民日报社主办

影响力扩大 "兔子温和"众媒体解读

给世界带来妥协

驻美国、日本、德国记者 李勇 崔寅 青木●王晓雄 杨明

……周，造成至少125人丧生。图为开罗居民乘摩托驶过一座被烧毁的商场。

西方加大对埃及压力

(文见第十六版)

……平静……为更……贷日……法，……稳……样……

虎相比，兔子更可能成为中国对外政策的新象征，兔年将给东亚带来新的和平契机。

随着中国的开放，更多中国人知道了西方的星座、占星术，而现在，更多的西方人开始谈论中国的生肖属相。《华盛顿邮报》称，随着中国兔年概念在西方世界影响渐深，明星们的属相正在成为人们津津乐道的话题，特别是属兔的明星。报道还说，人们开始谈论好莱坞夫妻档布拉德·皮特和安吉丽娜·朱莉可能"有好聚无好散"，因为"一窝不容二兔"，两人虽不是华人，却千真万确都属兔。

瑞典乌普萨拉大学历史学教授林达·巴克特曼1月31日在接受《环球时报》记者采访时说，回顾世界历史，伴随着一个大国的崛起，往往都会出现这个国家的多种标志性符号在各国流行。例如英国的绅士帽、下午茶，法国的晚礼服，美国的好莱坞电影等等，都在历史的各个阶段成为时尚。现在世界上有越来越多的国家开始重视春节，与其说是这个节日时尚了，不如说是中国渐成时尚。

世界展望兔年中国

春节也成为继元旦之后，展望2011年中国的又一个重要时间节点。

英国《独立报》说，中国将在2月3日进入兔年，但增长的架势并不像是兔子，前不久公布的经济数据强调中国仍在保持增长，并且随之而来的还有其他一串头衔——从世界最大的汽车市场。

(下转第十六版)

La **calligraphie** est le fondement de l'art chinois. La beauté visuelle des sinogrammes, la technique sur laquelle ils s'appuient et les enjeux plastiques qui y sont liés incarnent l'ensemble des préceptes métaphysiques de la culture chinoise. « **Sismographe de l'âme** », la calligraphie a accompagné la Chine tout au long de son histoire.

Calligraphe dans une rue de Pékin, traçant des sinogrammes à l'eau qui s'effaceront avec l'évaporation

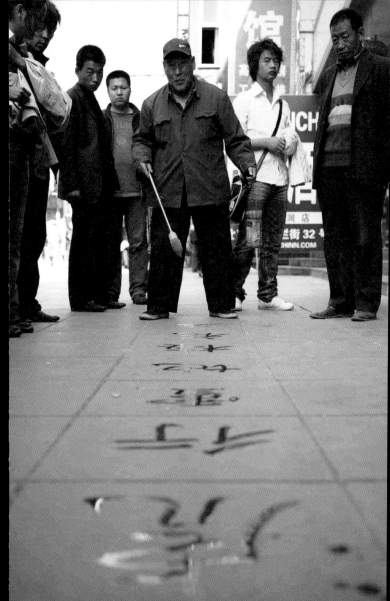

Sans doute à cause de l'origine chamanique de l'écriture, les caractères chinois sont perçus comme doués de force, d'énergie et de puissance. Durant toute l'histoire de la Chine, celui qui contrôle l'écriture contrôle le **pouvoir**.

Ainsi, l'empire a toujours été gouverné par les **mandarins**, qui maîtrisaient la langue écrite : d'où le nom de mandarin que l'on utilise pour décrire la langue officielle, commune à toute la Chine, par opposition aux dialectes et langues de certaines minorités.

Calligraphie de Mao Zedong pour le premier journal de la République populaire de Chine, le *Quotidien du Peuple*
Bien que la révolution menée par le Grand Timonier ait eu pour but de faire table rase des traditions, Mao était un calligraphe et un poète reconnu, ce qui contribua à asseoir son autorité.

人民日报

La Chine est habitée depuis plus d'**un million** d'années. La culture néolithique la plus connue, celle de Yangshao (V^e et IVe millénaires av. J.-C.), s'est développée au Henan, au Shanxi et au Shaanxi, le long **du fleuve Jaune**, que les Chinois appellent « fleuve mère ».

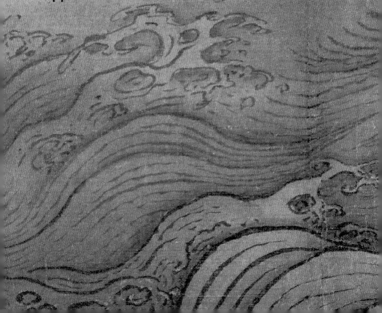

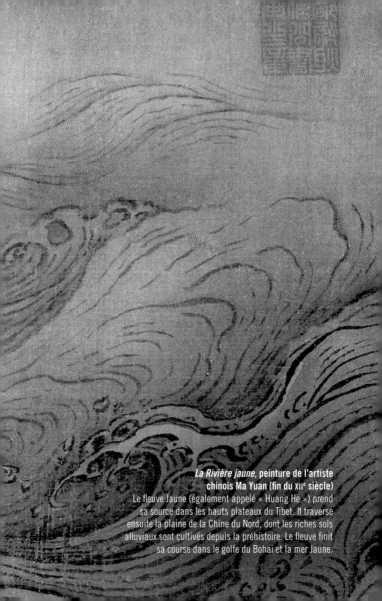

***La Rivière jaune*, peinture de l'artiste chinois Ma Yuan (fin du XIIᵉ siècle)**
Le fleuve Jaune (également appelé « Huang He ») prend sa source dans les hauts plateaux du Tibet. Il traverse ensuite la plaine de la Chine du Nord, dont les riches sols alluviaux sont cultivés depuis la préhistoire. Le fleuve finit sa course dans le golfe du Bohai et la mer Jaune.

La **grande plaine** de la Chine du Nord, que le fleuve Jaune abreuve et fertilise, est en effet le centre où prospèrent les premières dynasties des Xia, des Shang et des **Zhou**.

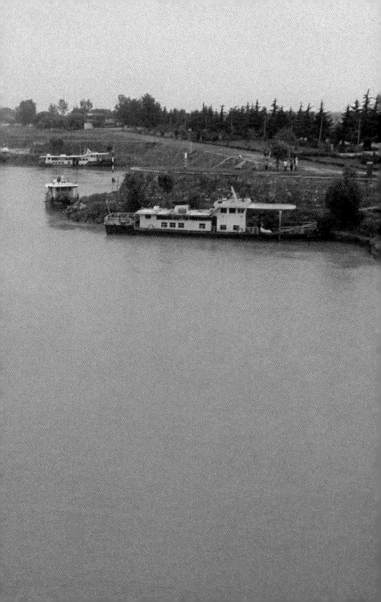

C'est la dynastie des Zhou (XIIᵉ siècle av. J.-C.) qui initie le système de **bureaucratie** centralisée qui va permettre à la Chine de traverser les siècles. Les rois prennent le nom de « Fils du Ciel » (*tianzi*). Leur pouvoir est légitimé par un **mandat céleste**. Cette conception perdurera jusqu'à la fin de l'Empire chinois.

Wu Wang peint par l'artiste chinois Ma Lin (XIIIᵉ siècle)
Le premier souverain de la dynastie Zhou s'appelle Ji Fa. Après avoir hérité de l'immense royaume de Zhou (près des trois quarts de la Chine), il fait tomber la dynastie Shang, alors en place, et s'installe sur le trône. Quelques mois après sa mort, on le renomma Wu Wang. La dynastie Zhou régna presque un millénaire : elle est la dynastie la plus longue de l'Empire chinois.

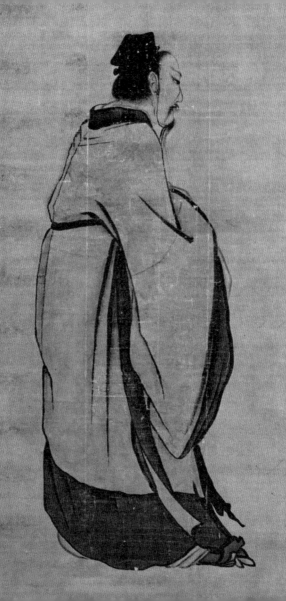

Pendant 4 000 ans, en effet, les **dynasties** successives développent un système bureaucratique élaboré, donnant aux paysans chinois un avantage décisif par rapport aux nomades et montagnards voisins. Et ce même si, tout au long de son histoire dynastique, la Chine subit l'influence alternée de forces **internes** ou **externes**. En effet, lorsque le pouvoir dynastique central s'affaiblit, à cause de rivalités ou d'intrigues, que son administration ne peut plus remédier aux famines ou qu'elle ne parvient plus à contenir la pression des « tribus du Nord » qui envahissent les régions frontalières, des mouvements de révolte paysanne déchirent le pays. Les provinces lointaines se retrouvent sous la coupe de chefs de guerre qui ne reconnaissent plus l'autorité de l'empereur. Ceux-ci se proclament à leur tour **Fils du Ciel**, montrant ainsi que l'empereur a perdu le mandat céleste. L'empire se divise alors en royaumes rivaux qui se livrent à des guerres incessantes. Quand un chef de guerre se révèle plus habile que les autres et parvient à unifier le pays, on considère qu'il a reçu un nouveau mandat céleste et qu'il est légitime. Il fonde alors une **nouvelle dynastie**.

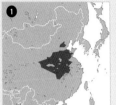

1 1000 av. J.-C.
⬛ Dynastie Zhou

2 350 av. J.-C.
Royaumes combattants
⬛ Wei ⬛ Zhou
⬛ Song ⬛ Teng
⬛ Lu ⬛ Zou
⬛ Zhong Shan

3 210 av. J.-C.
⬛ Dynastie Qin

4 100 av. J.-C.
⬛ Dynastie Han

5 262
Trois Royaumes
⬛ Wei
⬛ Shu
⬛ Wu

6 376
⬛ États de l'ex-Qin
⬛ Dynastie Jin

7 560
⬛ Chen
⬛ Zhou du Nord
⬛ Qi du Nord
⬛ Liang de l'Ouest

8 581
⬛ Dynastie Sui

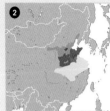
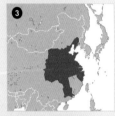
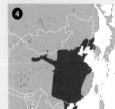
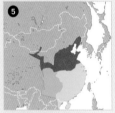
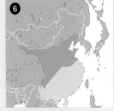
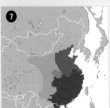
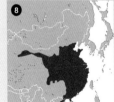

9 700
Dynastie Tang

10 923
Wu | Wuyue
Min | S. Han
Chu | Jingnan
F. Shu
Dynastie L. Liang

11 1141
Dynastie Jin
Dynastie Song
Xi Xia

12 1294
Dynastie Yuan

13 1410
Dynastie Ming

14 1892
Dynastie Qing

15 1924
Personnes présentes
dans la République
populaire de Chine

République de Chine

16 1931
Chine

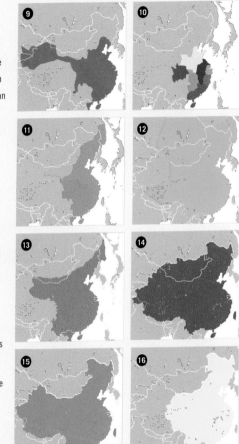

Le premier grand unificateur de la Chine est le terrible empereur **Qin** (Qin Shi Huangdi).

Au cours de son règne (221 à 206 av. J.-C.), il consolide les bases administratives d'un État centralisé et favorise l'unité culturelle du territoire, perfectionnant encore un **système impérial** qui durera plus de 20 siècles.

Figurine récente de Qin Shi Huangdi
D'abord roi du royaume de Qin entre 247 et 221 av. J.-C., Qin Shi Huangdi (vers 259-210 av. J.-C.) conquiert peu à peu l'ensemble des royaumes chinois. En 221 av. J.-C., il unifie et forme le premier empire de Chine : il devient, par conséquent, empereur et fondateur de la dynastie Qin.

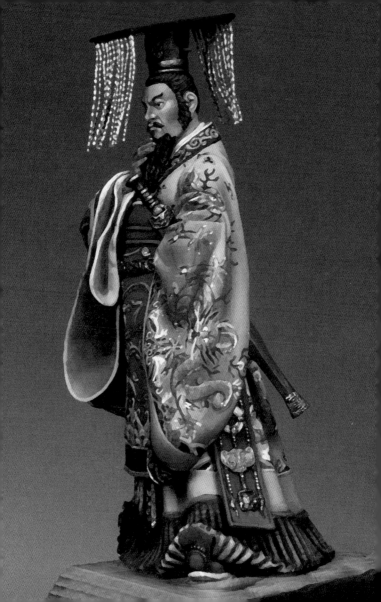

Son œuvre pose les bases de la tradition impériale chinoise. Sous son autorité sont standardisés l'écriture, la langue, la monnaie, les poids et les mesures. C'est lui qui unifie le chantier de la Grande Muraille.

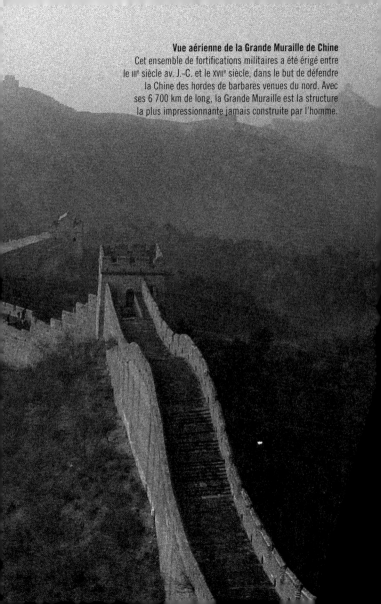

Vue aérienne de la Grande Muraille de Chine
Cet ensemble de fortifications militaires a été érigé entre le IIIᵉ siècle av. J.-C. et le XVIIᵉ siècle, dans le but de défendre la Chine des hordes de barbares venues du nord. Avec ses 6 700 km de long, la Grande Muraille est la structure la plus impressionnante jamais construite par l'homme.

Mais c'est pour le caractère cruel et autoritaire de son règne que l'on se souvient surtout de lui. Le mausolée qu'il fait édifier près de la ville de **Xi'an** témoigne de sa mégalomanie. Sa dynastie ne lui survit pas longtemps : trois ans après sa mort, le pays replonge dans une guerre civile que seul le fondateur de la dynastie **Han** parviendra finalement à éteindre.

Archer de l'armée de terre cuite gardant le tombeau de l'empereur Qin (221-206 av. J.C.)
Ne voulant pas être seul après sa mort, Qin Shi Huangdi ordonna que toute son armée fût sculptée en terre puis enterrée avec lui. Il fit donc construire des milliers de soldats, chevaux et chars, tous différents les uns des autres (physionomie, vêtements, position des bras) et un peu plus grands que nature, un soldat mesurant entre 1,72 m et 2 m. Chaque guerrier de cette armée colossale (découverte en 1974) présente un visage aux traits uniques. Leurs armes, 2 000 ans après avoir été forgées, sont toujours affûtées et ne présentent que peu de traces de rouille. Ces dernières ont été traitées au moment de leur fabrication (vers 210 av. J.-C.) avec de l'oxyde de chrome, une technique qui ne sera utilisée par les Occidentaux qu'à partir du XVIIIe siècle.

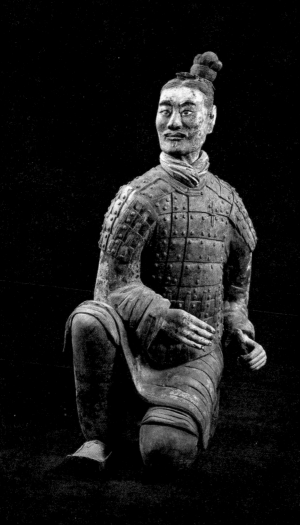

Entre les périodes brillantes, où les dynasties sont stables, la Chine connaît des périodes de **troubles** et de guerres civiles effroyables, faisant des centaines de milliers de victimes.

Mais le **mandarinat**, en assurant la continuité de l'administration, garantit la pérennité de la civilisation chinoise.

Portrait d'un mandarin

Le mandarinat est une forme de bureaucratie d'État particulièrement poussée. Ses fonctionnaires, les mandarins, ont représenté une élite intellectuelle et économique pendant plus de 1 300 ans. Leur recrutement varie selon les dynasties au pouvoir : si c'est une véritable prime au mérite personnel sous les Han, des examens impériaux sont institutionnalisés dès le VIIe siècle. La connaissance du confucianisme et de ses grands textes devient alors une obligation. C'est aux mandarins que revient la gestion quotidienne de l'empire : certains s'occupent de l'administration d'un petit comté rural, tandis que d'autres conseillent l'empereur.

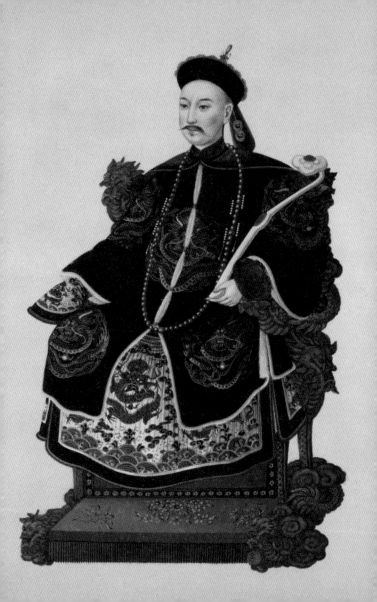

Cette continuité dans l'administration de l'empire et le maintien de la civilisation chinoise est encore renforcée par de longues périodes de paix. La dynastie des Han (206 av. J.-C.-220), comme celle des Tang (618-907), puis des Song (960-1279), assure une de ces longues périodes de stabilité qui contribuent à faire de la Chine l'une des nations les plus puissantes du monde.

Sculpture de l'époque de la dynastie des Han orientaux représentant une tête de cheval (IIe siècle)
Deuxième des dynasties impériales, la dynastie des Han est fondée en 206 av. J.-C. par Liu Bang, un chef de guerre qui s'insurge contre la dynastie précédente, celle des Qin. Considérée comme l'un des âges d'or de l'histoire chinoise, la dynastie des Han compta le plus grand nombre d'empereurs : 28. Durant son règne, elle se divisa en deux : les Han occidentaux (206 av. J.-C.-9) et les Han orientaux (25-220), qui déplacèrent la capitale à l'est du pays.

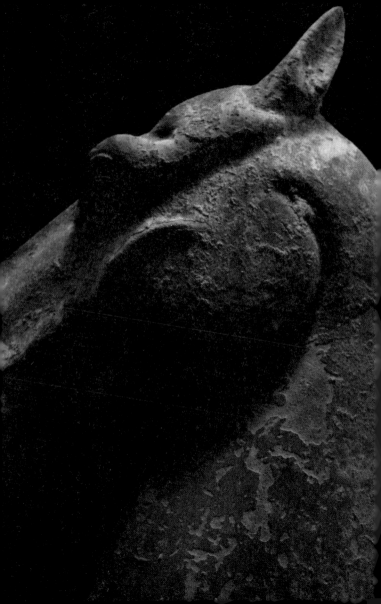

Jusqu'à la révolution industrielle, la Chine est également **puissante** par sa population, sensiblement égale à celle de toute l'Europe, par ses connaissances à la pointe dans de nombreux domaines pendant deux millénaires, et enfin par la capacité d'exportation de son modèle de **civilisation**.

Celui-ci a perduré par la force de la langue écrite commune et d'une administration centralisée. À tel point que, lorsque la Chine est conquise par les nomades du Nord, comme les Mongols au XIIIe siècle, ceux-ci utilisent son système administratif pour gouverner l'empire et adoptent tôt ou tard les coutumes de la Chine, qui finit par les assimiler.

Si la culture chinoise a pu se développer de façon durable, c'est aussi qu'elle a généré, à la même époque que la philosophie grecque, une **pensée** originale. Les maîtres anciens (Lao-Tseu, Confucius, Zhuangzi) ont initié des concepts qui ont, par la suite, été interprétés et commentés par des générations d'érudits. Cette pensée est essentiellement morale, sociale et, donc, politique. Elle s'oriente vers la résolution pratique des problèmes de la société. Le **confucianisme**, par exemple, est un ensemble d'obligations sociales auxquelles l'individu doit se soumettre. Il provient des racines antiques de la philosophie chinoise et influence toute la pensée chinoise depuis lors.

L'origine de la philosophie chinoise est traditionnellement rattachée au *Yi Jing*, que l'on nomme communément Yi King, tenu pour le plus ancien texte chinois.

Ce manuel, dont le titre peut se traduire par « Livre des changements », propose d'exercer l'**art divinatoire** grâce à un système de signes binaires : un trait plein ou brisé.

Au fil du temps, les hommes spécialisés dans sa manipulation (dont Lao-Tseu et Confucius) sont devenus des lettrés, intermédiaires entre le prince et le peuple.

**Les huit trigrammes du Bagua,
un diagramme utilisé dans le Yi King**
Chaque trigramme est composé de trois traits superposés.
Élaboré durant l'époque des Zhou (1027-256 av. J.-C.),
le Yi King est un manuel d'interprétation chamanique qui
structure, encore aujourd'hui, la pensée chinoise.

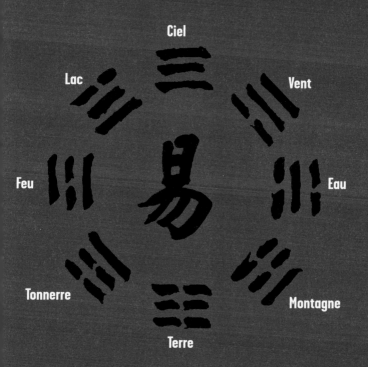

Tous les éléments de l'Univers se répartissent entre « **cinq éléments** » (*wuxing*), qui composent entre eux un cycle de génération ou de domination. Les **changements** visibles, dans quelque domaine que ce soit, s'expliquent par ces relations. Le *Yi King* décrit et annonce ces changements.

Représentation schématique des cycles de génération et de domination qui relient les cinq éléments
Ces éléments interagissent entre eux. En effet, ils s'engendrent les uns les autres : le métal est fondu jusqu'à devenir liquide, produisant de l'eau ; celle-ci assure la pousse des arbres ; le bois nourrit le feu qui le réduit en cendres, celles-ci retournant à la terre ; les minéraux présents dans la terre permettent de faire du métal… Mais ces cinq éléments se détruisent également : le métal permet ainsi d'abattre le bois, le bois puise la vie de la terre, la terre absorbe l'eau, l'eau permet d'éteindre le feu, le feu fait fondre le métal, etc.

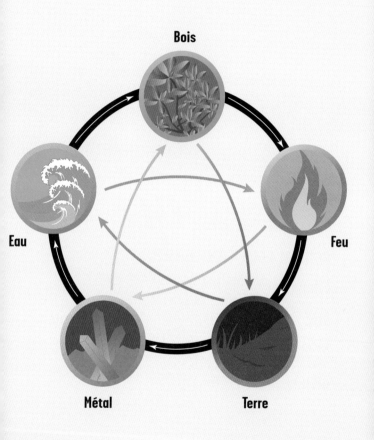

Bois

Feu

Terre

Métal

Eau

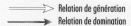

⟹ Relation de génération
⟶ Relation de domination

Dans cette pensée, le **qi**, le « souffle originel » ou l'« énergie vitale », englobe tout l'Univers et relie les êtres et les choses entre eux. Il est le principe fondamental formant et animant l'Univers et la vie. Il circule à l'intérieur de l'homme.

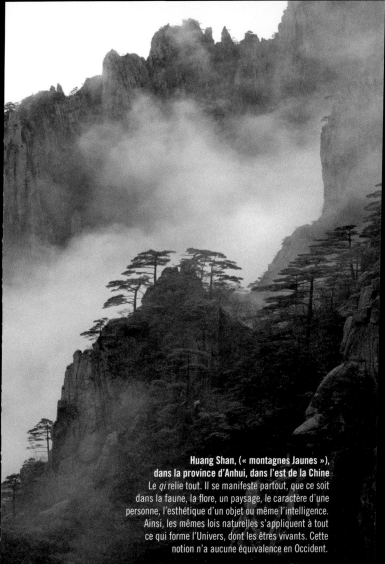

**Huang Shan, (« montagnes Jaunes »),
dans la province d'Anhui, dans l'est de la Chine**
Le *qi* relie tout. Il se manifeste partout, que ce soit
dans la faune, la flore, un paysage, le caractère d'une
personne, l'esthétique d'un objet ou même l'intelligence.
Ainsi, les mêmes lois naturelles s'appliquent à tout
ce qui forme l'Univers, dont les êtres vivants. Cette
notion n'a aucune équivalence en Occident.

Le *qi* circule par des **méridiens** qui se recoupent dans le « centre des énergies ». On peut noter de nombreux liens de convergence entre le *qi* et les notions de *pneuma* (« souffle ») chez les Grecs, d'esprit chez les chrétiens (en latin, *spiritus* signifie « vent ») ou certains concepts de la philosophie indienne (comme le *prana*).

Mannequin d'étude présentant les principaux points d'acupuncture du corps et du visage
Les points d'acupuncture se situent sur les méridiens, les canaux qui permettent la circulation du *qi*. Dans la médecine traditionnelle chinoise, la stimulation de ces points par des massages, l'introduction de plusieurs aiguilles ou encore l'application d'une source de chaleur, permet au médecin d'influer sur les énergies qui parcourent le corps du patient.

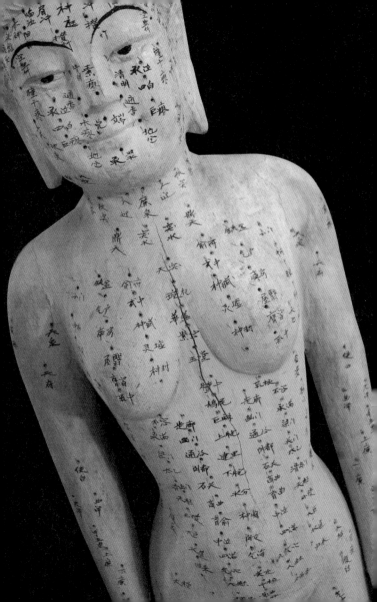

Le *qi* précède la scission binaire du **yin** et du **yang**, qui donne naissance aux mutations, elles-mêmes à l'origine des « dix mille êtres », c'est-à-dire de tous les êtres et de toutes les choses qui composent le monde.

Le **tao**, qui peut être perçu comme la matrice permettant le passage du *qi*, est représenté par le *taijitu*, un symbole de l'unité au-delà du dualisme yin/yang.

Le taijitu, symbole de la dualité et de la complémentarité du yin et du yang
Si le yin est associé à la Lune, à la féminité et au noir, le yang est, lui, relié au Soleil, à la masculinité et au blanc : c'est en parvenant à dépasser cette dualité que l'on accède à l'unité, au tao, la voie du milieu. Les *biaoli* (les points de couleurs opposées) représentent la complémentarité de ces deux concepts et l'intense lien qui existe entre eux.

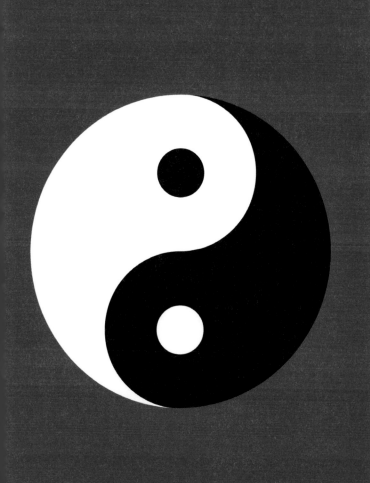

Le **tao** (la « voie ») est au cœur des conceptions éthiques chinoises (le mot « morale » en est issu), qui sont caractérisées par la préoccupation pragmatique du juste milieu et du juste choix.

Il est la notion maîtresse du taoïsme, philosophie et voie spirituelle apparue au IIe siècle, à partir des écrits du philosophe **Lao-Tseu** (VIe av. J.-C.), un contemporain de **Confucius**.

Extrait d'une édition chinoise de la bande dessinée *Le Lotus bleu*, d'Hergé, 1935 (l'individu chinois, un peu dérangé, veut couper la tête de Tintin pour l'aider à trouver le tao ; celui-ci lui répond : « Que dites-vous ? »)
Le tao et le taoïsme sont une manière de voir le monde et d'appréhender la vie, d'après une conception libertaire et un profond sens de l'équilibre (le yin et le yang). En Chine, les implications du tao dans la vie quotidienne, les arts ou encore les sciences sont immenses.

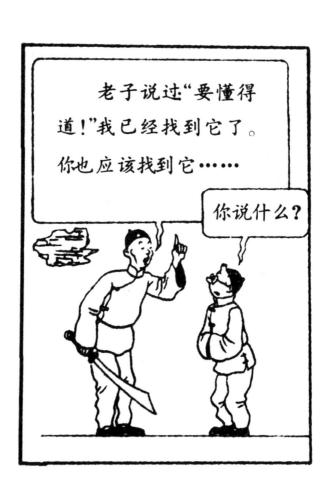

L'influence de **Confucius** dans toute l'Asie orientale est comparable à celles de Platon ou de Jésus en Occident. À partir des concepts philosophiques antiques, dont le tao, il formule une doctrine à la fois **morale** et sociale, destinée à remédier à la décadence spirituelle de la Chine de son époque.

Peinture représentant Confucius (vers 1770)
Confucius (551-479 av. J.-C.) est appelé Kongfuzi en Chine. Face à la perte du sens moral de ses contemporains, celui-ci met en place un enseignement pour lutter contre cet état de fait. Véritable éducateur, Confucius expose ses pensées dans les *Entretiens,* un livre de discussion entre le professeur et ses disciples. Son enseignement donna ensuite naissance au confucianisme, qui devint rapidement doctrine d'État. Néanmoins, précisons que les idées originelles de Confucius ne reposaient pas sur une soumission aux institutions.

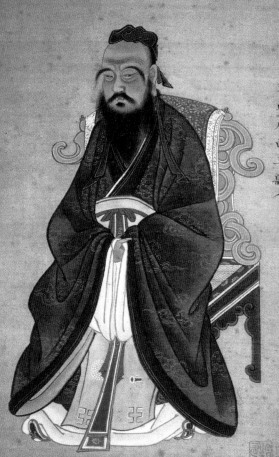

至聖孔子

名丘字仲尼山東
兗州府曲阜縣人

Combattu violemment sous le règne de Qin, le confucianisme est imposé en tant que **doctrine d'État** par la dynastie Han et le restera jusqu'à la fondation de la République de Chine, au début du XXᵉ siècle.

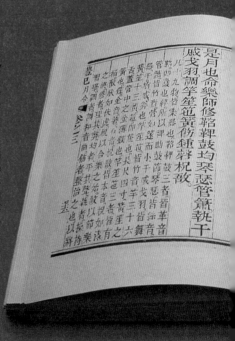

Le *Classique des rites*, également appelé *Lijing*
Le confucianisme repose, en partie, sur l'étude de livres canoniques, dont le *Classique des rites*. Celui-ci aurait été écrit par des sages au XIIᵉ siècle av. J.-C., sous la dynastie des Zhou, puis annoté par Confucius ou plusieurs de ses disciples. Il décrit les rites qui encadraient l'organisation administrative, sociale et politique de cette dynastie.

Malgré l'hostilité du régime communiste, l'**influence** latente qu'il exerce de nos jours (respect des ancêtres, piété filiale, patriarcat, etc.) est **centrale**, comme dans les pays voisins (Corée du Sud, Japon).

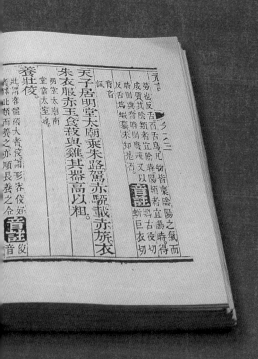

Après le taoïsme et le confucianisme,
le troisième grand courant spirituel chinois
est le **bouddhisme**, qui marque
profondément les croyances religieuses
dès le Ier siècle après J.-C., malgré les vagues
de violente répression anti-bouddhique.
La Chine devient l'un des centres **majeurs**
de cette religion, engendrant notamment les
bouddhismes japonais, coréen et vietnamien.

Bodhisattva montrant la voie,
peinture sur soie (vers 835)
C'est certainement l'ouverture de
la route de la Soie par l'envoyé
impérial et explorateur Zhang Qian,
en 139 av. J.-C., qui provoqua
l'introduction du bouddhisme en Chine.
Les échanges avec l'Asie centrale
sont alors grandement favorisés.

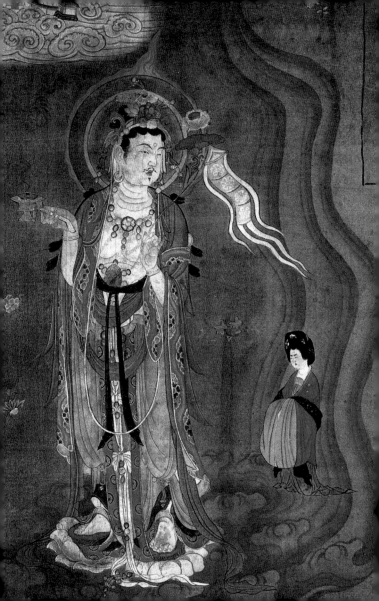

La Chine n'est pas isolée du reste du monde, et sa civilisation se construit aussi à partir d'échanges. Très tôt, son **rayonnement** culturel et religieux est favorisé par l'ouverture des grandes routes commerciales, comme la **route de la Soie**, vecteur du commerce avec l'Islam et l'Occident.

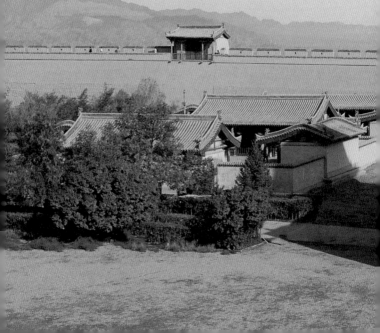

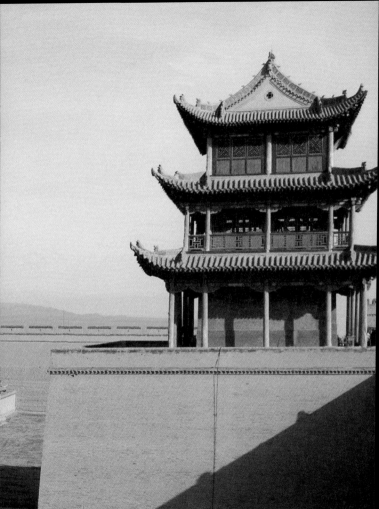

Porte de Jiayuguan, dans l'actuelle province du Gansu
Cette forteresse est le dernier rempart de la Grande
Muraille de Chine, à l'ouest, sur la route de la Soie.

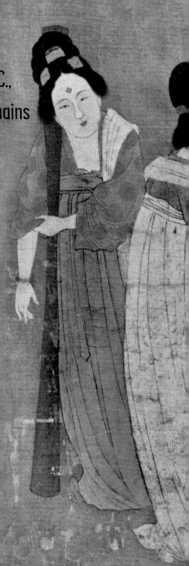

Dès le IVᵉ siècle av. J.-C.,
les Grecs puis les Romains
désignent la Chine
par « **pays des
Seres** » (« pays des
soyeux »). Elle seule
connaît le secret
de fabrication
de la **soie**.
Le plus vieux
fragment de soie
découvert en Chine
date de 2570 av. J-C.

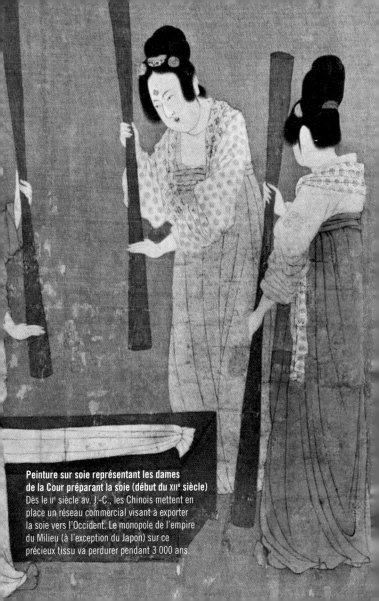

Peinture sur soie représentant les dames de la Cour préparant la soie (début du XIIe siècle)
Dès le IIe siècle av. J.-C., les Chinois mettent en place un réseau commercial visant à exporter la soie vers l'Occident. Le monopole de l'empire du Milieu (à l'exception du Japon) sur ce précieux tissu va perdurer pendant 3 000 ans.

La fabrication de la soie est l'une des **inventions** technologiques que la civilisation chinoise a apportées, souvent plusieurs siècles avant leur apparition ailleurs dans le monde. Parmi celles-ci, on peut citer : les allumettes, le compas, la boussole, la brouette, le **boulier**, l'horlogerie, le harnais à cheval, les étriers, l'acier, la ferronnerie, les pâtes, le gouvernail, l'imprimerie, la poudre à canon, la porcelaine et le **papier**.

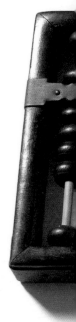

Suanpan, également appelé « boulier chinois »

Apparu durant l'Antiquité, vers 300 av. J.-C., le boulier chinois n'adopte sa forme définitive que vers le XIIe siècle. Chaque ligne possède sept boules (ou galets) : deux boules d'une valeur de cinq unités chacune, au-dessus de la barre de séparation, et cinq boules représentant chacune une unité, au-dessous. Pour obtenir le chiffre 9, par exemple, il convient donc de faire glisser, le long d'une même ligne, une des deux boules du haut vers la barre centrale et de placer de la même façon quatre des cinq boules du bas vers le centre (comme à gauche sur la photo).

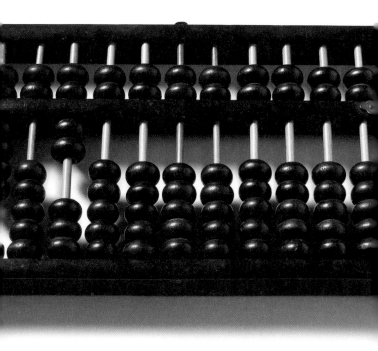

Le **papier** porteur d'un message écrit le plus ancien connu à ce jour a, en effet, été découvert en Chine. Il est daté de 8 av. J.-C. Cai Lun, ministre de l'Agriculture sous la dynastie des Han, aurait codifié pour la première fois l'art de fabriquer du papier en 105. Le secret de la fabrication du papier restera chinois et japonais jusqu'au VIIIe siècle. C'est également le cas pour l'invention de l'**imprimerie** sur bois (xylographie) dès le VIIe siècle.

Gravure représentant la fabrication de feuilles de papier en bambou, parue dans *La Chine en miniature* (Jean-Baptiste Joseph Breton, 1811)
Le papier serait apparu sous le règne de Qin Shi Huangdi. Il était alors essentiellement constitué de fibres de lin, de bambou et d'autres composants qui, selon leur dosage, pouvaient produire différentes qualités de papier.

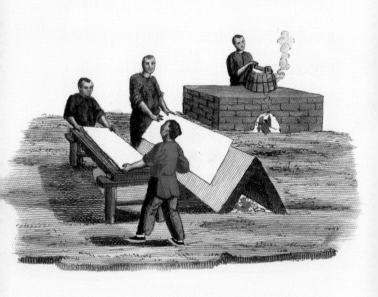

La Chine connaît l'**imprimerie** à caractères mobiles dès le IXᵉ siècle. Elle est ensuite abandonnée, car peu adaptée aux sinogrammes. Cette innovation ne sera introduite qu'au XVᵉ siècle en Occident, où l'alphabet, par son nombre très réduit de signes, s'y prête mieux.

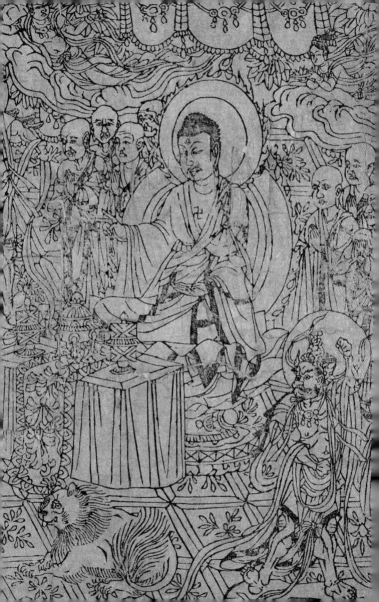

De même, la **boussole** est une invention chinoise. On pense que la première boussole est une pierre d'aimant utilisée pour harmoniser le *qi* selon les principes du **feng shui**. On trouve une référence à un « instrument d'orientation » magnétique dans un livre daté du XIe siècle, soit trois siècles avant son apparition en Europe.

Boussole en bois proposant un calendrier perpétuel utilisé pour la géomancie, également appelée « feng shui »

Le feng shui repose sur plusieurs notions propres aux croyances taoïstes : la circulation de l'énergie (c'est-à-dire le *qi*), la dualité entre le yin et le yang, et les rapports entre les cinq éléments. Depuis des milliers d'années, le peuple chinois a recours à ce type de boussole et aux maîtres de l'art du feng shui pour réaliser tous types de projets architecturaux, ou pour aménager bureaux et maisons en adéquation avec les grands principes de la culture chinoise.

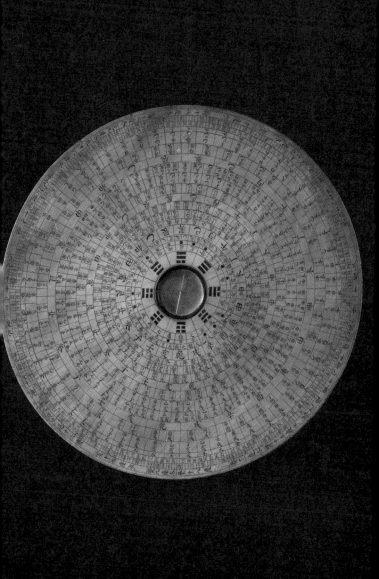

La **poudre à canon** est mise au point en Chine au VIIIe siècle, alors que la première mention de la poudre en Occident ne date que du XIIIe siècle. On a trace de projectiles incendiaires baptisés « feux volants » au début des années 900. Suivront les inventions de la fusée, du lance-flammes, des feux d'artifice, des mines terrestres et marines, des armes à feu et du canon.

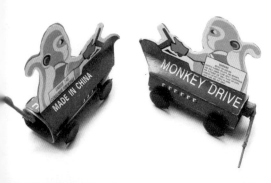

La poudre à canon (également appelée « poudre noire ») est l'une des matières premières que l'on utilise pour fabriquer des feux d'artifice. Elle fut ramenée en Europe par Marco Polo au XIIe siècle.

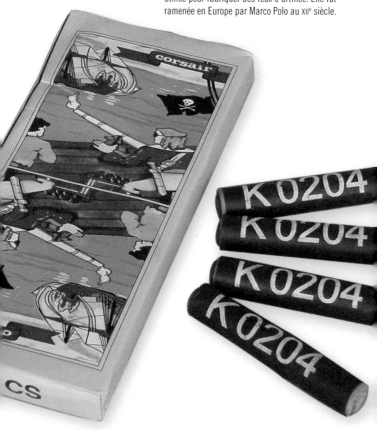

Les Chinois sont aussi le premier peuple au monde à maîtriser les techniques de la fabrication de la **porcelaine** (dès le Ier ou IIe siècle), et les seuls pendant plus d'un millénaire. Ce n'est qu'au début du XVIIIe siècle que l'Europe en maîtrisera la technique, grâce aux révélations faites par un père jésuite de **retour de Chine**.

Jarre en porcelaine « bleu et blanc »
(vers 1662 – hauteur 75 cm)
Les techniques de fabrication de la porcelaine chinoise se sont perfectionnées au cours des siècles. Presque chaque dynastie donnait une nouvelle impulsion et de nouveaux codes de couleurs, de formes ou encore de motifs à cet art ancestral. Ainsi, la céramique bleue et blanche est caractéristique de la dynastie Ming : en effet, des gisements de cobalt furent découverts en Chine à cette époque, ce qui permit aux artisans d'obtenir un pigment bleu plus facilement et à moindre coût, le cobalt devant jusque-là être importé.

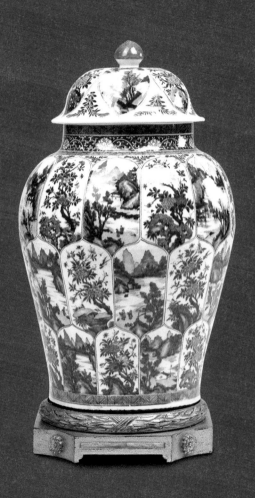

Au XIIIe siècle, l'arrivée au pouvoir des Mongols marque le début d'une longue période de paix dans presque toute l'Asie.
Cette ***Pax mongolica*** permet aux **Occidentaux** de voyager dans toute la Chine et de rapporter à leurs compatriotes, incrédules, les récits de techniques qui leur sont encore inconnues.

Fabrication de nouilles chinoises
Les pâtes alimentaires seraient aussi d'origine chinoise. Une légende tenace voudrait qu'elles aient été rapportées en Italie par Marco Polo, lorsqu'il revint en 1295 de son voyage à la cour des Yuan, les héritiers de Gengis Khan. Alors que les pâtes italiennes sont préparées à partir de semoule, les pâtes chinoises, elles, sont élaborées avec de la farine de blé ou de riz (selon leur région d'origine).

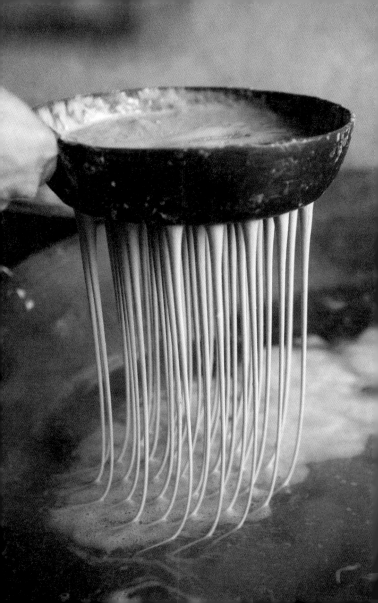

L'**Empire mongol**, ou turco-mongol, est peut-être le plus vaste empire ayant jamais existé. Il est aussi le premier exemple de la force d'assimilation de la culture chinoise. Fondé par Gengis Khan et ses fils, il connaît son apogée à la fin du XIII\e siècle, sous le règne de **Kubilay Khan**, qui installe la dynastie Yuan (1271-1368). C'est une période de progrès pour la Chine.

Peinture sur soie représentant Kubilay Khan (1215-1294) réalisée par l'artiste népalais Araniko (XIII\e siècle)

Le petit-fils de Gengis Khan devient grand khan des Mongols en 1260 et prend alors le nom chinois de Shizu. Après s'être installé dans la ville de Zhongdu (qui deviendra plus tard Pékin), il décide d'en faire la capitale de son empire, qu'il étend vers le sud du continent, au fur et à mesure qu'il triomphe des Song. Marco Polo (1254-1324), qui passa plus de dix-sept années de sa vie en Chine, servit Kubilay en qualité de fonctionnaire et occupa plusieurs postes et fonctions. Autant d'expériences dont il se servit pour rédiger son ouvrage *Le Livre des merveilles du monde* (1298), dont le sujet principal est Kubilay Khan…

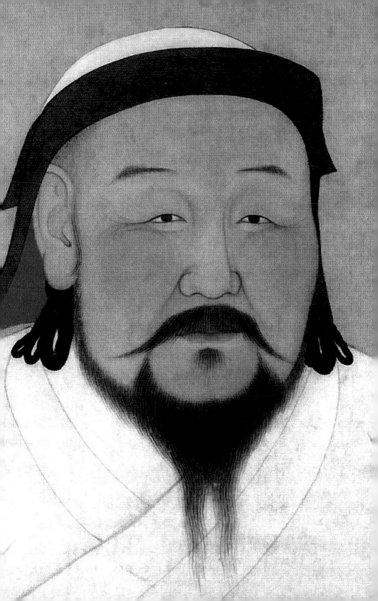

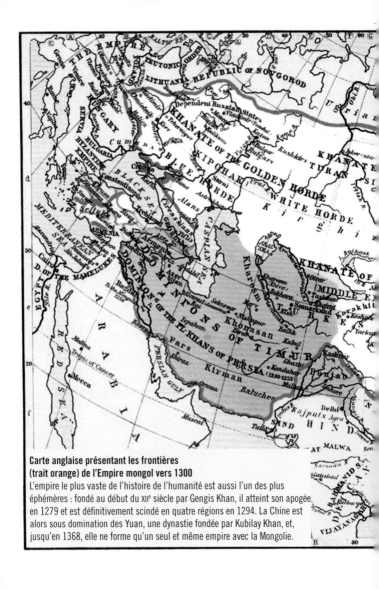

**Carte anglaise présentant les frontières
(trait orange) de l'Empire mongol vers 1300**

L'empire le plus vaste de l'histoire de l'humanité est aussi l'un des plus
éphémères : fondé au début du XIIe siècle par Gengis Khan, il atteint son apogée
en 1279 et est définitivement scindé en quatre régions en 1294. La Chine est
alors sous domination des Yuan, une dynastie fondée par Kubilay Khan, et,
jusqu'en 1368, elle ne forme qu'un seul et même empire avec la Mongolie.

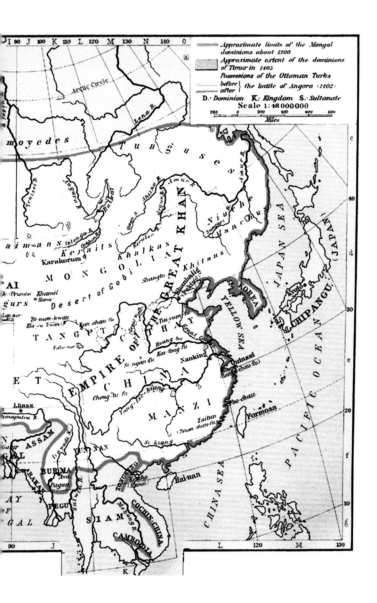

Arctic Circle

I 90   J 100   K 110   L 120   M 130   N 140   O

moyedes

Tunguses

Lena R.

Yenisei R.

Angara R.

Baikal L.

Aimaks S. *Selenga R.*

Kereits   *Khalkas*

Karakorum

Amur   *Amur*

Niuche
Manchus

Sungari R.

MONGOLIA

Desert of Gobi   *Khitans*

EMPIRE OF THE GREAT KHAN

Shangtu

Kambalig
Peking

KOREA

JAPAN SEA

JAPAN

CHIPANGU (JAPAN)

Khamil *Hami*
gurs

TANGUT

Yo-man-kwan
Kia-su kwan

Kara-nor

Kan-chau fu

Si-ngan fu

Hoang ho   *Kai-fong fu*

Tan-yuen fu

Koul L.

Koko-nor

CATHAY

Nanking

Quinsai
(Hang-chau fu)

PACIFIC OCEAN

YELLOW SEA

Lhasa

Brahmaputra R.

ASSAM

BENGAL

EMPIRE OF CHINA

Cheng-tu fu

Yang-tse-kiang

MANZI

Zaitun
(Tsuen-chau fu)

Po-chau

Formosa

BURMA

Ava
Pagan

RAKHAN

NAN

Si-kiang

Hai-nan

CHINA SEA

PEGU

PROUENG
Kosho
(Hanoi)

COCHIN-CHIN

SIAM

CAMBODIA

Me-kong R.

À partir du milieu du XIVᵉ siècle, plusieurs catastrophes naturelles augmentent le ressentiment de la population qui, après 89 ans de domination mongole, se **rebelle** contre le « tyrannique règne des étrangers ». Une suite de révoltes paysannes repousse la dynastie Yuan dans les steppes de Mongolie et établit la dynastie **Ming** en 1368. C'est le début d'une nouvelle période de **prospérité** culturelle et économique.

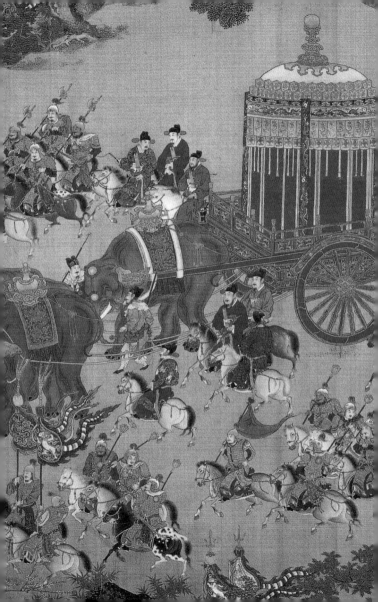

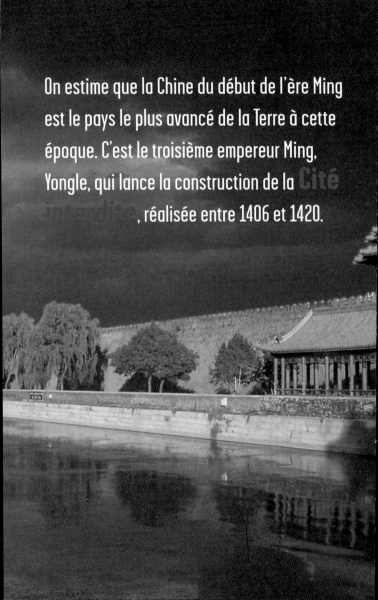

On estime que la Chine du début de l'ère Ming est le pays le plus avancé de la Terre à cette époque. C'est le troisième empereur Ming, Yongle, qui lance la construction de la Cité interdite, réalisée entre 1406 et 1420.

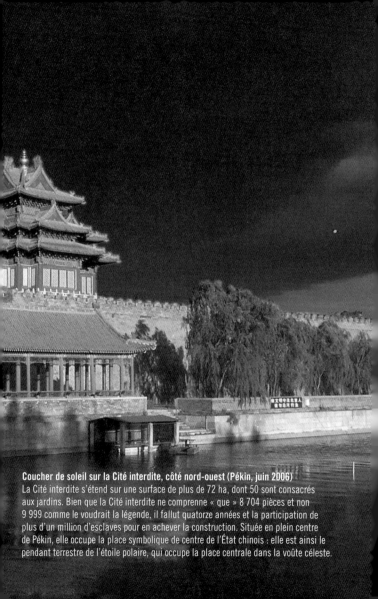

Coucher de soleil sur la Cité interdite, côté nord-ouest (Pékin, juin 2006)
La Cité interdite s'étend sur une surface de plus de 72 ha, dont 50 sont consacrés
aux jardins. Bien que la Cité interdite ne comprenne « que » 8 704 pièces et non
9 999 comme le voudrait la légende, il fallut quatorze années et la participation de
plus d'un million d'esclaves pour en achever la construction. Située en plein centre
de Pékin, elle occupe la place symbolique de centre de l'État chinois : elle est ainsi le
pendant terrestre de l'étoile polaire, qui occupe la place centrale dans la voûte céleste.

Le faste et la puissance de cette période sont aussi illustrés par l'épopée de **Zheng He**, eunuque, musulman et amiral de la flotte de l'empereur Yongle.

Zheng He a parcouru l'Asie du Sud-Est et l'océan Indien jusqu'en Afrique. Selon certains, il aurait même réussi l'exploration de la totalité du globe, jusqu'en Australie et aux **Amériques**.

Peinture contemporaine inspirée par l'épopée de Zheng He (2008)
L'empereur Yongle (1360-1424), qui souhaitait étendre la sphère d'influence de la Chine ainsi que ses frontières, confia à l'amiral Zheng He (1371-1433) une flotte conséquente de plus de 70 navires et de près de 30 000 hommes, dans le but de mener à bien sa politique expansionniste. Zheng He effectua ainsi sept voyages, qui le menèrent au moins jusqu'en Afrique de l'Est, de 1405 à sa mort, près de trente années plus tard.

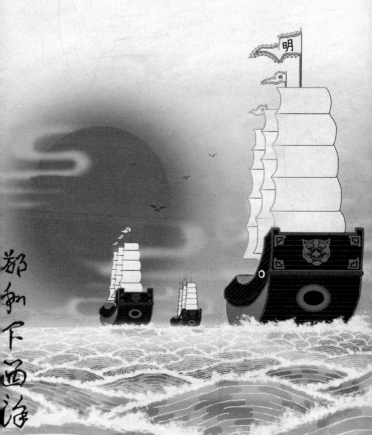

郑和下西洋

En rébellion ouverte contre les Ming dès 1616, les **Mandchous** prennent progressivement le pouvoir dans l'ensemble de la Chine et instaurent la dynastie **Qing** en 1644.

Au XVIIIᵉ siècle, le pouvoir de celle-ci s'étend au Xinjiang (Turkestan chinois), au Tibet, à Taiwan et à la Mongolie, au prix de combats féroces.

Les règnes de Yongzheng (1723-1736) et **Qianlong** (1736-1796) constituent l'apogée de la puissance de l'Empire Qing.

L'empereur Qianlong (1711-1799) en armure cérémonielle et à cheval, peint par l'artiste jésuite Giuseppe Castiglione (vers 1740)
Quatrième empereur de la dynastie Qing, il règne officiellement du 18 octobre 1735 au 9 février 1796.
À l'instar du règne de son contemporain Louis XIV, le sien est considéré comme l'âge d'or de son pays.

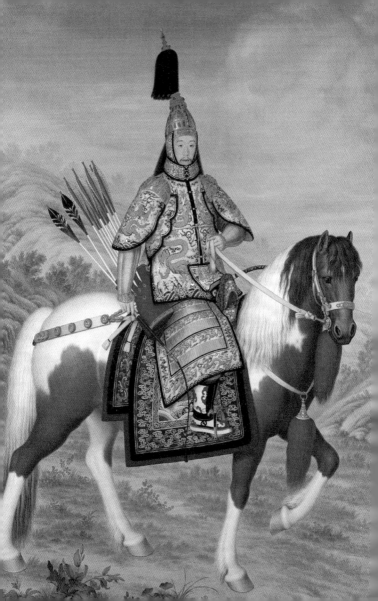

Alors que la Chine connaît une nouvelle période **faste** d'expansion et de stabilité intérieure, elle opte pour une politique de **fermeture** à l'étranger, comme si elle retardait le moment de son contact avec l'Occident. Dans un contexte de mondialisation des échanges, et à l'heure où le colonialisme européen se rapproche, cela va contribuer à son **déclin** économique et technique.

Le Thé au jardin, peinture de l'artiste anglais George Morland (1800)
L'Europe « sinomaniaque » de la fin du XVIIIᵉ siècle se passionne pour la civilisation chinoise et raffole de ses marchandises : thé, soie, porcelaine, objets laqués...

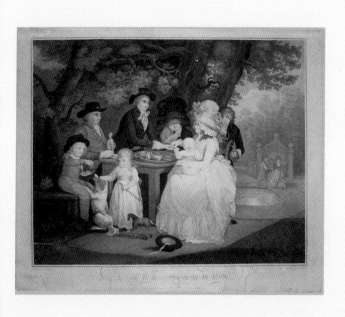

Les historiens s'interrogent sur la raison du **décrochage** relatif, à partir du XVIIᵉ siècle, de la Chine par rapport à l'Europe. Pourtant, les conditions de développement du « capitalisme naissant » de la Chine s'apparentent alors à celles de l'Ouest. Mais les progrès sous les Qing concernent surtout le domaine agricole : la triple récolte annuelle de riz permet à la population de passer de 180 à 400 millions. De fait, au moment de la révolution industrielle inaugurée en Angleterre, la Chine est un empire **fermé** sur lui-même, autant sur le plan commercial que dans le domaine de l'échange des idées et des innovations. Le plus strict protectionnisme est ainsi appliqué par la bureaucratie, idéologiquement soutenu par les élites soucieuses de ne pas ébranler une société traditionnelle très conservatrice (voire immobiliste), et par la population, dont la méfiance extrême vis-à-vis des étrangers confine à la xénophobie. **Enlisée** dans ses traditions, la Chine se voit dramatiquement **dépassée** par les puissances occidentales et leur dynamisme capitaliste, colonial et militaire. Tout au long du **XIXe siècle**, le pouvoir des Qing s'affaiblit. La Chine doit subir tout à la fois une stagnation économique, une forte agitation sociale, une démographie explosive et des **ingérences** de plus en plus marquées de la part des **Occidentaux**.

Au début du XIXᵉ siècle, l'insistance britannique à ouvrir la Chine au commerce, et notamment à ses exportations d'opium interdites par les édits impériaux, aboutit à la **guerre de l'Opium**, en 1840. L'humiliation — inattendue — de la Chine est considérée comme la première manifestation du déclin de l'empire. La signature, en août 1842, du traité de Nankin marque le début des « **traités inégaux** ».

Fumeurs d'opium chinois (vers 1890)
Les Chinois connaissaient l'opium comme analgésique. Ils commencent à l'utiliser en tant que drogue à partir du XVIIᵉ siècle, lorsque les Portugais en font commerce. Les Britanniques décident alors de se lancer sur ce fructueux marché pour équilibrer leurs échanges avec la Chine. À la fin du XVIIIᵉ siècle entrent environ 4 000 caisses d'opium par an en Chine ; 40 000 en 1838... La corruption des fonctionnaires chinois qui contrôlent le trafic de drogue en Chine devient préoccupante. Sans compter que l'opium provoque des ravages dans la population. L'empereur Daoguang décide de réagir en interdisant son commerce, ce qui provoque l'intervention militaire britannique.

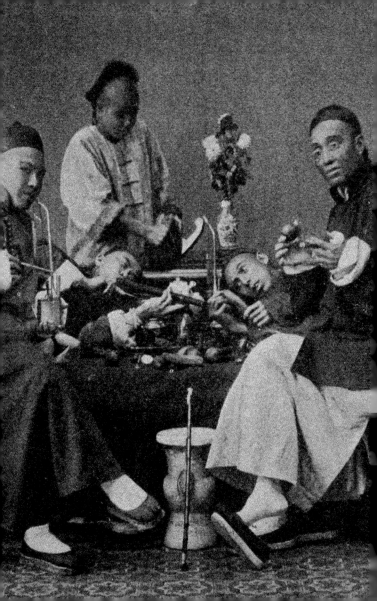

Tout au long du XIXe siècle, la Chine est obligée de signer, avec les puissances occidentales (France, Pays-Bas, Allemagne, Russie, États-Unis, Portugal), une série de **traités** imposant l'établissement de concessions. De larges portions de territoires côtiers passent ainsi sous contrôle **étranger**.

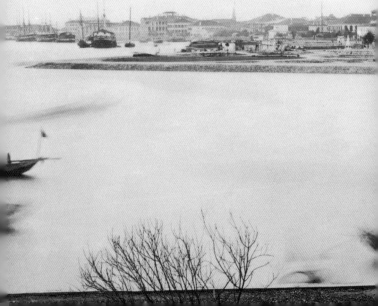

**Le port de Shanghai dans les années 1860,
photographié depuis le côté américain de la baie de Suzhou**
On peut voir, au premier plan, un groupe de sampans (des
petits bateaux chinois à fond plat) et, en arrière-plan, de
l'autre côté du fleuve, le Bund (boulevard sur berges) et ses
bâtiments coloniaux, comme l'ambassade britannique.

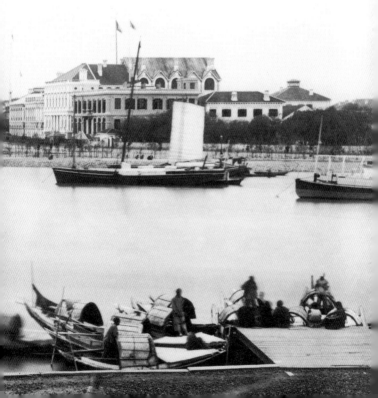

L'empire se désagrège. Sa souveraineté est remise en cause, à partir de 1851, par l'**insurrection des Taiping**, qui prônent un mouvement de réformes radicales. Au bout d'un conflit effroyablement **meurtrier** (entre 20 et 30 millions de morts), l'armée des Taiping n'est défaite, en 1864, qu'avec l'appui des troupes franco-britanniques.

Portrait de Hong Xiuquan (1812-1864) vers 1860
Affirmant être le frère cadet de Jésus-Christ, Hong Xiuquan prend la tête de la révolte des Taiping. Après avoir gagné le contrôle de plusieurs territoires, dont Nankin en 1853 (lors d'une bataille particulièrement sanglante), il réforme en profondeur la société : égalité des sexes (pour autant, les hommes et les femmes doivent rester séparés), abolition de la propriété foncière privée, biens de consommation courante mis en commun dans des réserves publiques, ou encore opium, tabac et alcool strictement interdits…

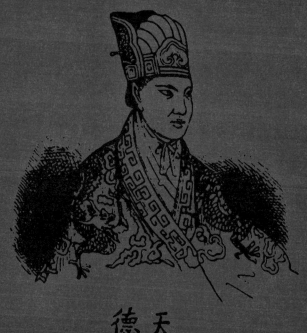

德天

Les exigences croissantes des pays étrangers aboutissent, en 1856-1857, à de nouveaux affrontements militaires, désignés sous le nom de **seconde guerre de l'Opium**.

Même si **Cixi**, la veuve de l'empereur Xianfeng, décide la modernisation du pays, l'Empire chinois perd toute sa force à cause des guerres contre les puissances étrangères.

Cixi (1835-1908), photographiée vers 1880
Impératrice douairière (depuis 1861) sous la dynastie Qing, Cixi ne laissa jamais réellement les rênes du pays à son fils, même lorsqu'il devint majeur. Elle usa, jusqu'à sa mort, de différents stratagèmes (fomentant même plusieurs coups d'État) afin de rester au pouvoir.

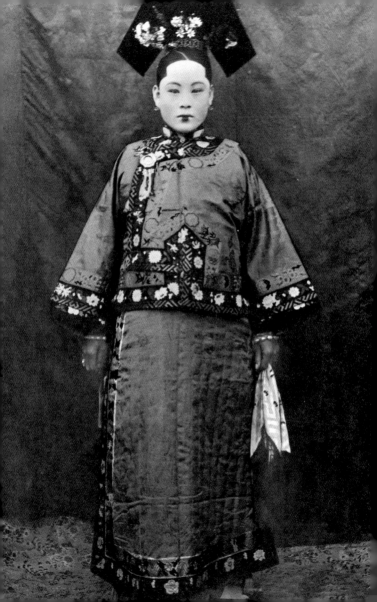

Le Royaume-Uni, la Russie, le Japon, la France, l'Allemagne et la Belgique, tirant parti de l'état d'abandon du pays, élargissent chacun leur sphère d'**influence**.

En 1895, la défaite militaire de la Chine face au **Japon**, considéré jusque-là comme une puissance secondaire, est une humiliation considérable pour le pouvoir Qing. Le Japon, qui a réussi son ouverture au monde extérieur et sa transformation en nation moderne, annexe Taiwan et s'installe en Corée.

« Le gâteau chinois », caricature publiée dans *Le Petit Journal* (16 janvier 1898) On y voit, de gauche à droite, la reine Victoria du Royaume-Uni, l'empereur Guillaume II d'Allemagne, le tsar Nicolas II de Russie, la Marianne française et l'empereur Meiji du Japon se partageant un gâteau représentant la Chine, devant un mandarin impuissant (en arrière-plan).

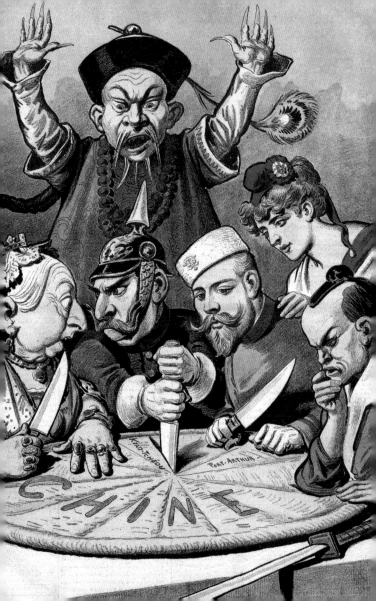

Des réformes profondes s'imposent pour remédier à l'important retard de la Chine et à l'inadaptation du système impérial. En 1898, le lettré Kang Youwei gagne le jeune et nouvel empereur **Guangxu** à ses idées. Mais la **réforme des Cent Jours**, qu'ils lancent ensemble, se heurte à l'opposition des ultra-conservateurs de l'entourage de l'impératrice douairière. Les réformateurs sont décapités et Guangxu destitué.

Guangxu (1871-1908)
Ce neveu de Cixi devient empereur à 3 ans, à la mort de Tongzhi, le fils de cette dernière. Après sa destitution en 1898, Guangxu est détenu et caché au sein du palais jusqu'à ce qu'il soit empoisonné à l'arsenic, dix ans plus tard, certainement sur ordre de sa tante.

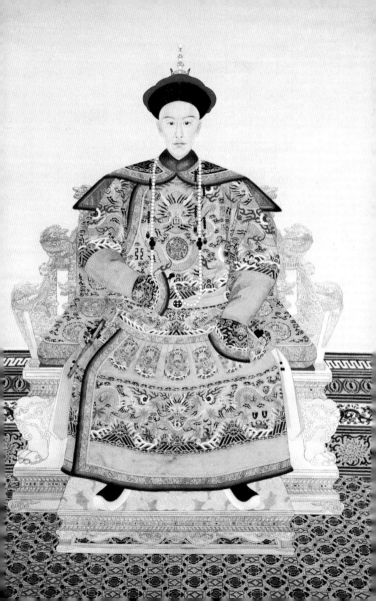

En 1899, la révolte des **Boxers** exprime le désespoir et la xénophobie de la Chine profonde. Elle rassemble les classes les plus pauvres, au cri de : « Renversons les Qing, détruisons les étrangers ! »

Au prix de promesses, la faction la plus conservatrice du système impérial Qing réussit à utiliser les Boxers comme une arme contre les puissances étrangères. Leur slogan devient alors : « **Soutenons les Qing, détruisons les étrangers !** »

Boxers (vers 1900)

C'est une société secrète – les Poings de la justice et de la concorde – qui initia la révolte des Boxers. S'insurgeant, à l'origine, contre un ensemble de choses – dont la dynastie des Qing –, les Boxers furent finalement manipulés par l'impératrice douairière Cixi pour contrer l'intrusion des puissances étrangères dans le pays.

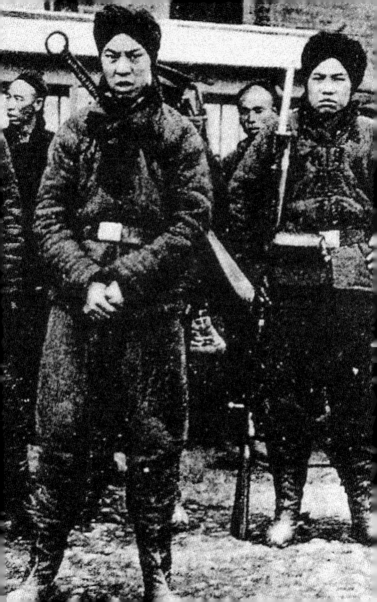

En juin 1900, les Boxers, arrivés en masse à Pékin, font le siège des légations occidentales. Celui-ci durera **55 jours**, sans succès. La révolte des Boxers sera noyée dans le sang par les forces coalisées des huit nations alliées (Autriche-Hongrie, France, Allemagne, Italie, Japon, Russie, Royaume-Uni et États-Unis) contre la Chine.

Affiche du célèbre film hollywoodien
Les 55 jours de Pékin, réalisé
en 1963 par Nicholas Ray
La révolte des Boxers a inspiré le scénario de ce
film, dont les personnages principaux sont joués
par Charlton Heston, David Niven et Ava Gardner.
Curieusement, l'actrice choisie pour jouer
le rôle de l'impératrice Cixi, Flora Robson,
était anglaise et non d'origine asiatique…

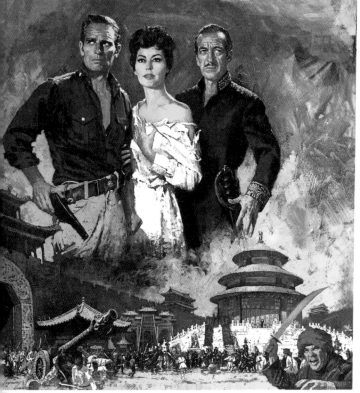

L'opposition se **radicalise** encore et devient franchement antimonarchique. De jeunes fonctionnaires, officiers et étudiants, inspirés par les idées révolutionnaires de **Sun Yat-sen**, prônent l'établissement d'une « République de Chine » selon le modèle occidental. Les réformes qu'entreprend trop tardivement Cixi vers 1905 ne sont pas suffisantes, et sa mort entraîne une crispation des conservateurs.

Sun Yat-sen (1866-1925), photographié vers 1912
Considéré comme le père de la Chine moderne, Sun Yat-sen a été un leader révolutionnaire et un homme d'État. En 1912, il fonde le parti nationaliste chinois, le Guomindang, et devient la même année le président provisoire de la République de Chine, qu'il vient de proclamer.

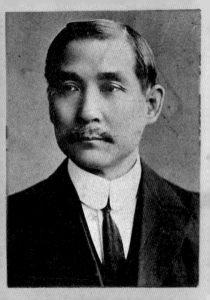

En 1912, une révolte militaire entraîne la déroute des monarchistes et l'abdication de Puyi, âgé de 6 ans, le **dernier empereur**. Un gouvernement provisoire est formé à Nankin en mars 1912, présidé par Sun Yat-sen. La République de Chine est proclamée.

C'est la **fin** du système impérial qui gouvernait la Chine depuis des millénaires.

L'empereur Puyi (1906-1967), alors âgé de 3 ans, debout à côté de son père et de son petit frère, photographiés en février 1909
Puyi est le douzième et dernier empereur de la dynastie Qing. En 1908, âgé de 2 ans, il accède au trône sur ordre de l'impératrice Cixi. Son père, le prince Zaifeng, neveu par alliance de Cixi, devient alors régent. Mais, quelques années plus tard, Puyi est destitué et sera alors obligé de résider avec sa famille dans la Cité interdite, sans aucune possibilité d'en sortir, durant quinze ans.

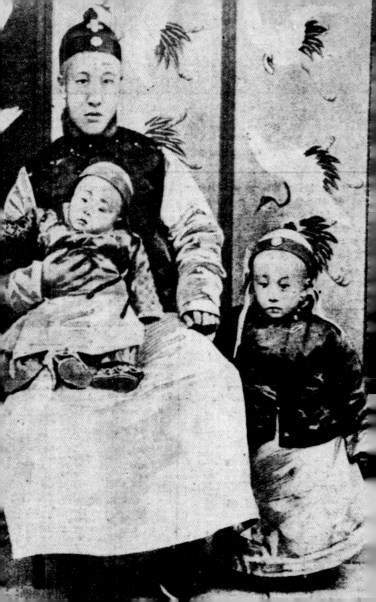

Assez rapidement, Sun Yat-sen doit céder le pouvoir aux militaires.

En quelques années, le gouvernement républicain se décompose, et une ère de **« seigneurs de la guerre »** s'ouvre, pendant laquelle la Chine est ravagée par des luttes entre les coalitions mouvantes des chefs militaires provinciaux.

Sun Yat-sen multiplie les demandes d'assistance auprès de la jeune URSS.

Réunion de seigneurs de guerre chinois (28 juin 1926)
On peut apercevoir, de gauche à droite, Zhang Zuolin, Zhang Zongchang et Wu Peifu, trois seigneurs de la guerre. Durant les premières années de la République de Chine, plusieurs factions militaires se disputent le pouvoir. Les chefs républicains sont alors obligés de s'exiler, et Sun Yat-sen se réfugie au Japon.

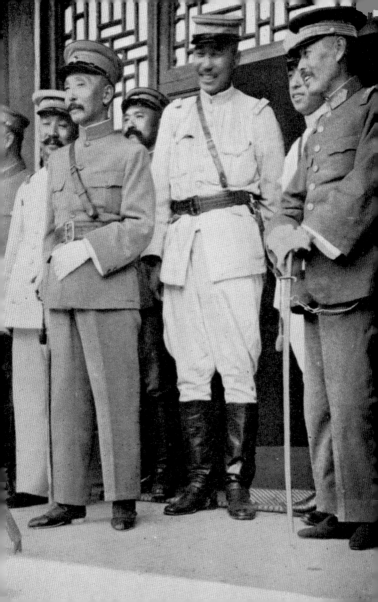

Il établit la base de son mouvement (le **Guomindang**) dans le Sud. Avec l'assistance des Soviétiques, il crée, pour préparer le renversement des seigneurs de la guerre, une académie militaire près de Canton, à la tête de laquelle il nomme un militaire révolutionnaire du nom de **Tchang Kaï-chek**. Avec le petit Parti communiste chinois qui vient de se créer, Sun Yat-sen fonde le Premier front uni.

Képi de l'armée nationale révolutionnaire (1925-1947), la branche armée du Guomindang, dont l'emblème est cousu sur le devant
Cette élite militaire deviendra, en 1928, l'armée officielle de la Première République chinoise.

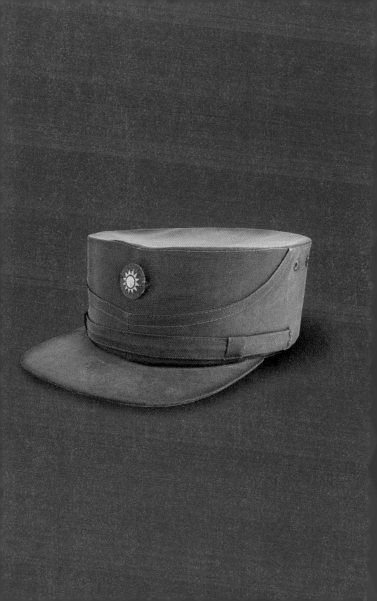

Le **Parti communiste chinois** (**PCC**) est créé en juillet 1921 à Shanghai, sous l'influence de la Révolution bolchevique, autour de deux fondateurs, Chen Duxiu et Li Dazhao.

À l'âge de 27 ans, un jeune bibliothécaire du nom de **Mao Zedong** participe à la première session du congrès du Parti.

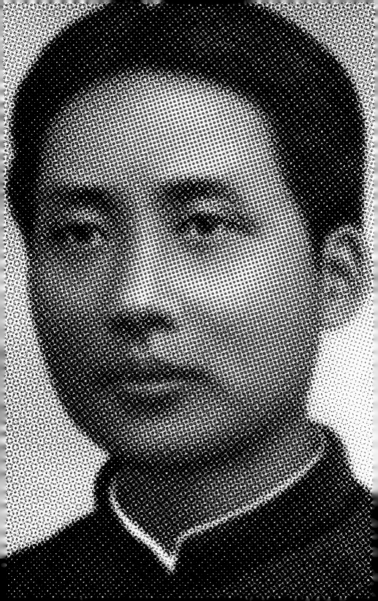

Après la mort de Sun Yat-sen en 1925, Tchang Kaï-chek, avec l'aide du Komintern (IIIe Internationale), reprend aux seigneurs de la guerre la moitié nord du pays. Puis, en **1927**, pour empêcher toute prise de pouvoir par le PCC, il se retourne contre ses anciens alliés communistes, ce qui déclenche une nouvelle **guerre civile** qui tourne à l'avantage du Guomindang.

Tchang Kaï-chek (1887-1975) en couverture du magazine américain *Time* (4 avril 1927)
Le massacre de Shanghai, en avril 1927, signe la rupture entre le Guomindang et le Parti communiste chinois, et marque le début de la guerre civile chinoise. Par cette attaque contre ses alliés communistes, décidée contre les dernières volontés de Sun Yat-sen, Tchang Kaï-chek veut empêcher toute prise de pouvoir par les communistes. Le Guomindang désigne cet événement sous le nom de « purge du Parti », tandis que le Parti communiste chinois l'appelle le « coup de force réactionnaire du 12 avril ».

FIFTEEN CENTS

April 4, 1927

TIME

The Weekly Newsmagazine

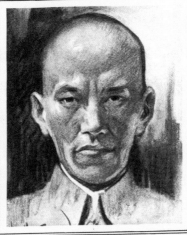

GENERAL CHIANG KAI-SHEK

. . . rose out of the Sun-set

(See China)

À la fin des années 1920, le Guomindang, ou « parti nationaliste », **contrôle** le pays, repoussant les communistes dans de petites bases isolées. Mais, en 1931, les Japonais envahissent la Mandchourie, instaurant le royaume fantoche de **Mandchoukuo**. Profitant du départ des troupes nationalistes, déplacées au nord du pays pour affronter les Japonais, les communistes créent la République soviétique chinoise. En 1934, celle-ci doit céder face au siège des troupes de Tchang Kaï-chek.

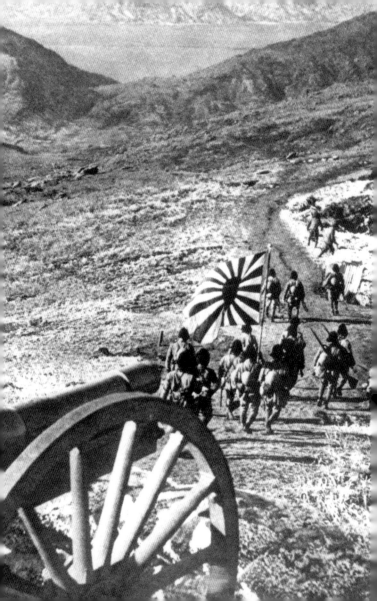

Chassés de leurs bases, les communistes entreprennent alors un périple d'un an et de 12 500 km à travers des régions désolées. C'est la **Longue Marche**,

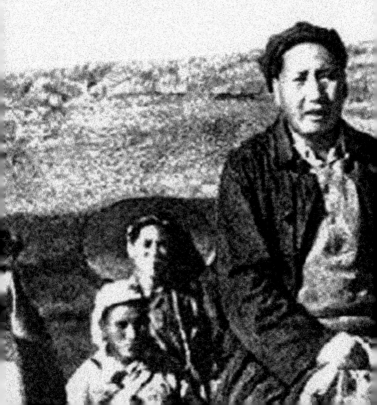

qui deviendra l'un des mythes fondateurs de la future République populaire. À cette occasion, **Mao Zedong** s'affirme comme le chef incontesté des communistes chinois.

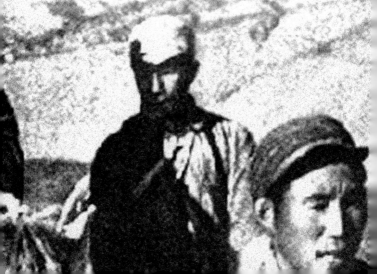

Mao Zedong à cheval durant la Longue Marche (1934)
Durant la Longue Marche, Mao Zedong ne fait pas preuve d'un grand sens tactique, et nombre de ses décisions entraîneront la mort de ses camarades (près de 100 000 participants sur 130 000 seront tués) ainsi que le mépris des généraux de l'Armée rouge chinoise. Malgré tout, à force de résignation et grâce à son sens aigu de la politique – et à une propagande efficace –, la Longue Marche devient une victoire pour Mao et l'un des symboles forts sur lesquels se construira le culte de sa personnalité.

À partir de l'été 1937, l'invasion de la partie orientale de la Chine par le Japon **rassemble** communistes et nationalistes dans la même lutte contre l'envahisseur, encore exacerbée par le massacre de **Nankin**.

Mais la guerre civile reprend immédiatement après la défaite japonaise de 1945.

Soldats japonais achevant des prisonniers chinois avec leurs baïonnettes, lors du massacre (décembre 1937)

Il est difficile de se faire une idée du nombre exact de victimes lors de la mise à sac de la ville de Nankin. Pendant six semaines, les soldats de l'armée japonaise vont sombrer dans la sauvagerie la plus totale, tuant, torturant et violant la population civile. On estime entre 200 000 et 300 000 le nombre de personnes qui ont trouvé la mort, et que plus de 80 000 femmes et enfants ont été violés. Quelques Occidentaux, restés sur place pour tenter de protéger la population civile, témoigneront de la violence inouïe qui s'y est déchaînée. Plus d'un demi-siècle plus tard, le contentieux est encore très sensible entre les deux pays.

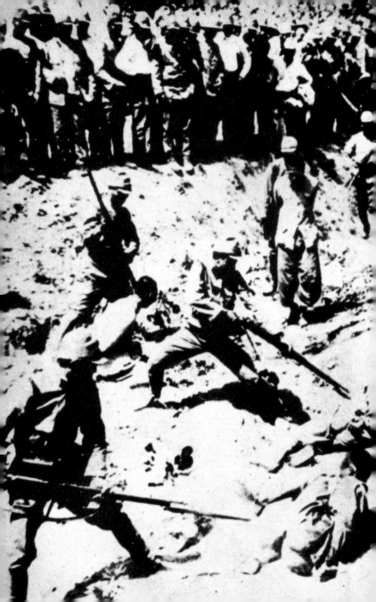

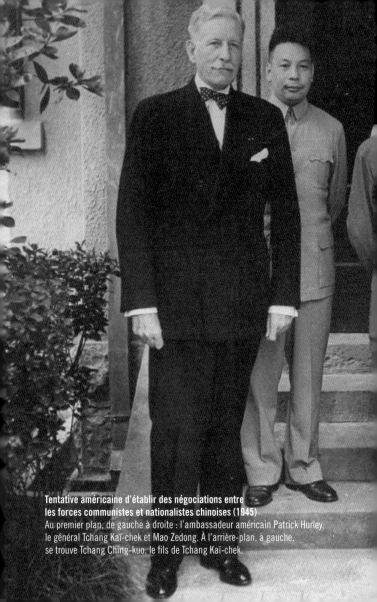

Tentative américaine d'établir des négociations entre les forces communistes et nationalistes chinoises (1945)
Au premier plan, de gauche à droite : l'ambassadeur américain Patrick Hurley, le général Tchang Kaï-chek et Mao Zedong. À l'arrière-plan, à gauche, se trouve Tchang Ching-kuo, le fils de Tchang Kaï-chek.

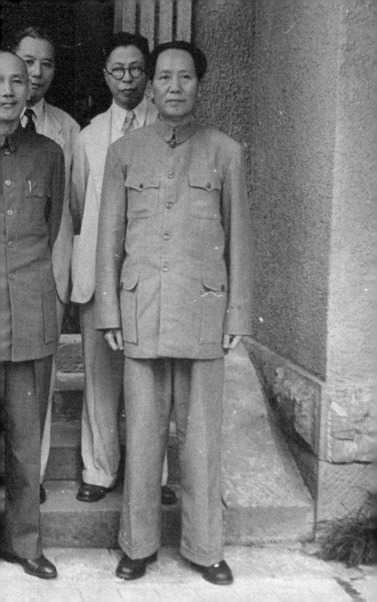

À partir de **1949**, les communistes prennent le dessus sur les troupes du Guomindang épuisées par la guerre antijaponaise et minées par la corruption.

Tchang Kaï-chek se réfugie sur l'île de **Taiwan** avec les membres du gouvernement et des forces armées qui ont réussi à fuir. Il y proclame la République de Chine, en attendant de pouvoir reconquérir le continent (prétention qui ne sera abandonnée que dans les années 1990).

Carte de l'île de Taiwan (anciennement Formose) réalisée par le missionnaire William Campbell, pour la Royal Scottish Geographical Society (1896)

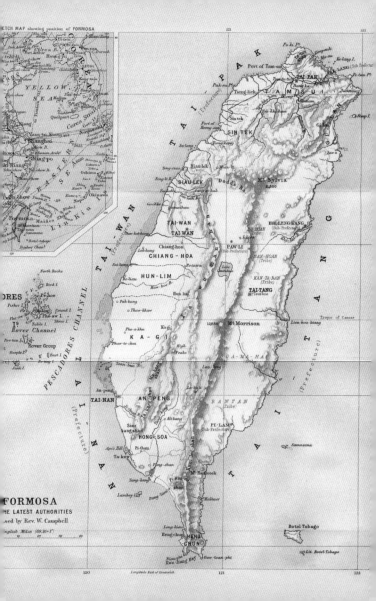

SKETCH MAP showing position of FORMOSA

FORMOSA

THE LATEST AUTHORITIES

...sed by Rev. W. Campbell

English Miles (69.16=1°)

La Chine sort enfin de plus de vingt ans de guerres.

1949

Le 1er octobre 1949, Mao Zedong proclame la fondation de la **République populaire de Chine** sur la place Tian'anmen, à Pékin, déclarant :

« Les Chinois se sont levés. »

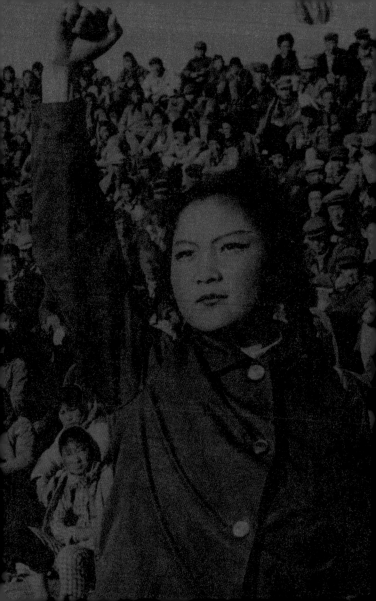

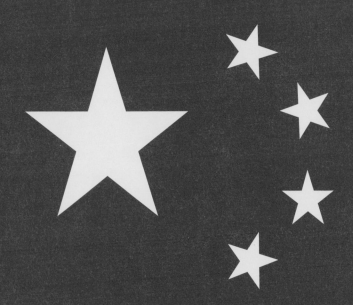

Drapeau de la République populaire de Chine
Officiellement adopté le 27 septembre 1949, le drapeau rouge à cinq
étoiles contient deux symboles forts : d'une part sa couleur, qui représente
la révolution, et d'autre part les quatre petites étoiles figurant le peuple
chinois uni sous la direction du PCC, représenté par la grande étoile.

Très vite, dans un pays épuisé, un régime communiste se met inexorablement en place sous la conduite du **président Mao**.

C'est le début de la dictature d'un **parti unique**, qui fusionne littéralement avec l'État et tient encore les rênes du pouvoir aujourd'hui. La jeune République populaire est alors fortement inspirée par l'**URSS**.

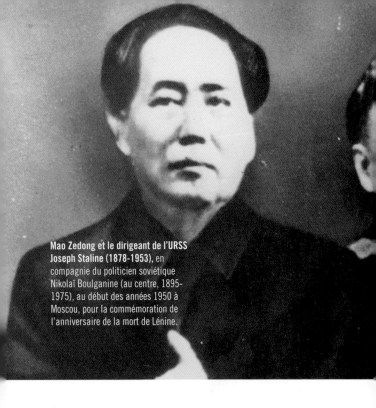

Mao Zedong et le dirigeant de l'URSS Joseph Staline (1878-1953), en compagnie du politicien soviétique Nikolaï Boulganine (au centre, 1895-1975), au début des années 1950 à Moscou, pour la commémoration de l'anniversaire de la mort de Lénine.

À partir de 1951 se succèdent de grands procès politiques, suivis par des exécutions en masse d'opposants au régime. Ce qui a pour but d'instaurer la **terreur** parmi la population. Les nouveaux dirigeants entreprennent de

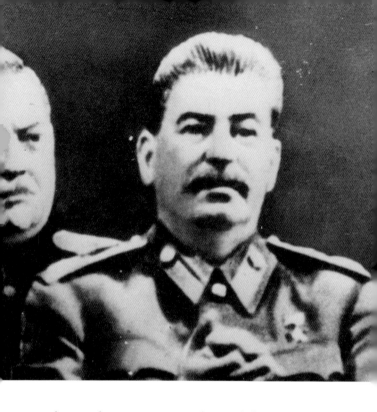

transformer le pays suivant le modèle et les **méthodes soviétiques** : réforme agraire, collectivisation des terres et des moyens de production, égalité juridique des femmes et des hommes, etc.

En 1957, pour affermir son autorité sur le Parti et améliorer les relations du pouvoir avec le pays, Mao accorde à la population la liberté de critiquer le système.

Ce que l'on a appelé la **campagne des « Cent Fleurs »** tourne au désastre. La contestation explose. Le Parti réagit férocement. La répression fait plusieurs centaines de milliers de victimes, emprisonnées, déportées ou exécutées.

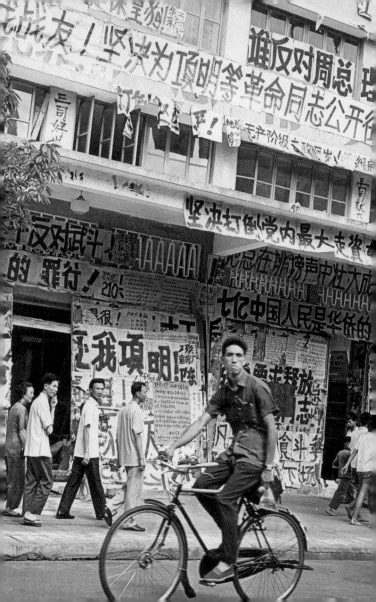

Mao devient partisan d'une voie spécifiquement chinoise du socialisme, qui s'appuierait sur la **paysannerie** plutôt que sur la classe ouvrière comme en URSS.

Il met en œuvre entre 1958 et 1960 la politique du « **Grand Bond en avant** », un mouvement de réformes industrielles censé permettre de « rattraper le niveau de production d'acier de l'Angleterre » en seulement quinze ans.

Photographie de propagande : Mao Zedong portant un chapeau traditionnel dans un champ de riz (1958)
La politique du « Grand Bond en avant » est fondée sur une nouvelle division administrative des campagnes : les zones rurales sont alors divisées en 23 500 communes. Chacune d'entre elles est censée être autosuffisante. Mais la plupart des communes manqueront de tout, et la population paiera un lourd tribut à la vision de Mao.

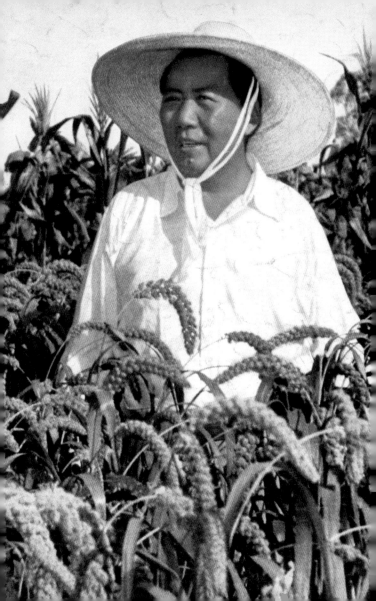

Le **Grand Bond en avant** engendre tout à la fois une réelle croissance industrielle et une **famine** d'une ampleur désastreuse dans les campagnes. La main-d'œuvre paysanne, inexpérimentée, produit des biens d'une qualité exécrable, tandis que les récoltes, faute de temps, pourrissent sur pied. La famine fera, selon les estimations, entre 20 et 43 millions de victimes.

C'est un **fiasco** retentissant du régime communiste chinois qui, à partir de ce moment-là, évolue non plus au rythme de ses avancées, mais de ses échecs et de ses crises. La politique intérieure chinoise va désormais osciller entre une direction

« idéologique » et une autre, « pragmatique ».
Mao Zedong, après avoir longtemps minimisé
le désastre, se retrouve en minorité au comité
de direction du Parti. Il demeure à sa tête,
mais doit quitter son poste de président
de la République. Les affaires économiques
sont confiées aux modérés **Liu Shaoqi**
et **Deng Xiaoping**.

Mais la phobie de la « dégénérescence » de
la révolution ne va pas cesser d'augmenter
chez Mao, qui va tout faire pour reprendre
le pouvoir. En 1966, il lance la **Révolution
culturelle**, une campagne contre
la culture, l'éducation et la pensée sans
véritable équivalent dans l'Histoire.

La **Révolution culturelle** incite la jeunesse à se révolter contre les fonctionnaires « corrompus », désormais qualifiés d'« ennemis du peuple ». Les **gardes rouges**, des jeunes inspirés par les principes du *Petit Livre rouge*, se donnent pour objectif de « transformer l'homme chinois » en éradiquant les valeurs traditionnelles, notamment le confucianisme. Les excès seront terribles : destruction du patrimoine, humiliations publiques, enfermement en « camps de rééducation » (*laogais*), exécutions sommaires.

Affiche de propagande du Parti communiste chinois : des étudiants brandissent le *Petit Livre rouge*, sous l'effigie de Mao (vers 1967)
Un des objectifs affirmés de la Révolution culturelle est de mettre fin aux « quatre vieilleries » : vieilles idées, vieille culture, vieilles coutumes, vieilles habitudes.

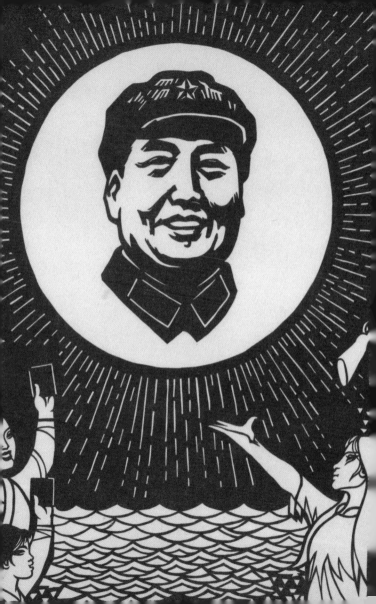

Derrière la fiction d'un mouvement de masse, la Révolution culturelle est en réalité une **lutte pour le pouvoir** au sommet du Parti. Liu Shaoqi est arrêté par les gardes rouges. Le 9e congrès du PCC (avril 1969) entérine la purge et la réorganisation du Parti. Mao redevient le **maître** incontesté du pays.

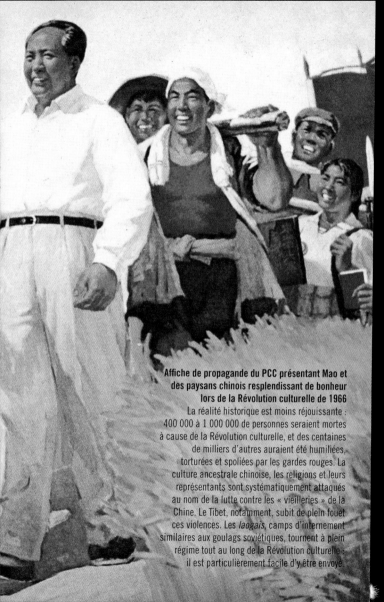

Affiche de propagande du PCC présentant Mao et des paysans chinois resplendissant de bonheur lors de la Révolution culturelle de 1966
La réalité historique est moins réjouissante : 400 000 à 1 000 000 de personnes seraient mortes à cause de la Révolution culturelle, et des centaines de milliers d'autres auraient été humiliées, torturées et spoliées par les gardes rouges. La culture ancestrale chinoise, les religions et leurs représentants sont systématiquement attaqués au nom de la lutte contre les « vieilleries » de la Chine. Le Tibet, notamment, subit de plein fouet ces violences. Les *laogais*, camps d'internement similaires aux goulags soviétiques, tournent à plein régime tout au long de la Révolution culturelle : il est particulièrement facile d'y être envoyé.

Par la suite, le culte de la personnalité du **Grand Timonier**, imposé à un peuple traumatisé, atteint son paroxysme. Et, en Occident, le **maoïsme** fait des disciples enthousiastes à partir de 1968. Si, dans l'historiographie officielle, Mao reste considéré comme le grand libérateur de la Chine, sa politique tombe en disgrâce dès après sa **mort** en 1976, tant dans les hautes sphères du Parti que dans l'esprit populaire.

Le Petit Livre rouge, citations du président Mao Zedong,
également appelé *Les Plus Hautes Instructions*
Publié en 1964 par le gouvernement de la République populaire,
ce recueil de citations et de discours de Mao Zedong est le deuxième livre
le plus vendu au monde (derrière la Bible), avec plus de 900 millions
d'exemplaires écoulés. Mao demeure, en Chine, un véritable mythe.

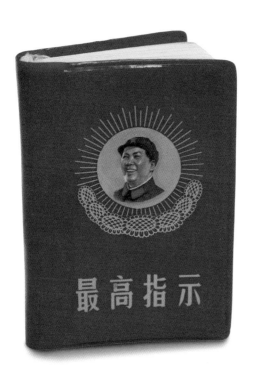

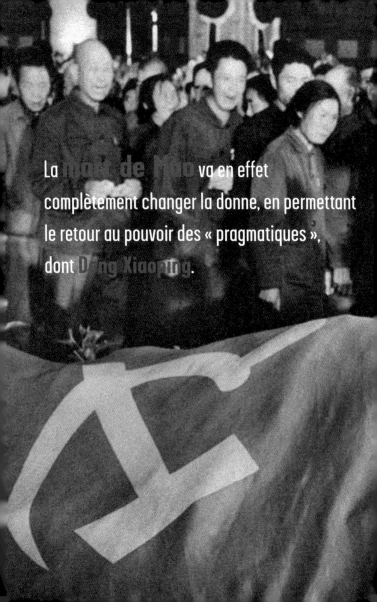

La **mort de Mao** va en effet complètement changer la donne, en permettant le retour au pouvoir des « pragmatiques », dont **Deng Xiaoping**.

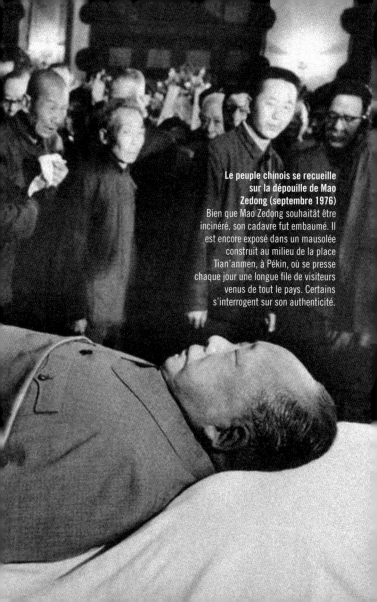

Le peuple chinois se recueille sur la dépouille de Mao Zedong (septembre 1976) Bien que Mao Zedong souhaitât être incinéré, son cadavre fut embaumé. Il est encore exposé dans un mausolée construit au milieu de la place Tian'anmen, à Pékin, où se presse chaque jour une longue file de visiteurs venus de tout le pays. Certains s'interrogent sur son authenticité.

Deng Xiaoping lance la Chine dans la voie d'un communisme modéré, appelé « **socialisme de marché** ». Des réformes économiques de type capitaliste sont décidées, même si la rhétorique de style communiste est conservée. Le message de Deng au peuple chinois est clair : « **Il est bon de s'enrichir.** »

Deng Xiaoping (1904-1997),
assistant à un rodéo lors de sa visite
aux États-Unis (février 1979)
« Peu importe qu'un chat soit blanc ou noir,
s'il attrape la souris, c'est un bon chat. »
Cette célèbre phrase de Deng Xiaoping
résume assez bien sa politique : mélanger
communisme et libéralisme, en gardant
en tête un seul objectif, celui de développer
et de moderniser la société chinoise.

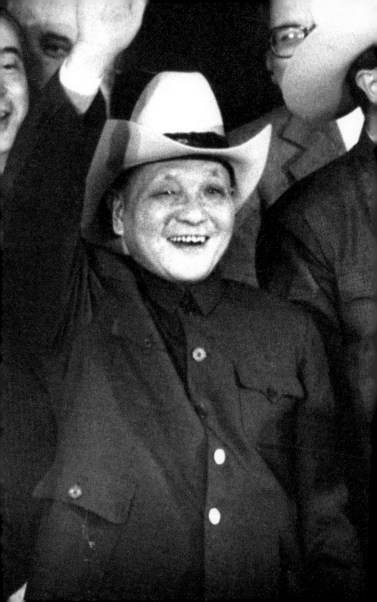

Les visites de Deng Xiaoping aux États-Unis indiquent clairement la priorité du nouveau régime : le développement économique et technologique. En 1979, Coca-Cola annonce son intention d'ouvrir une usine à Shanghai.

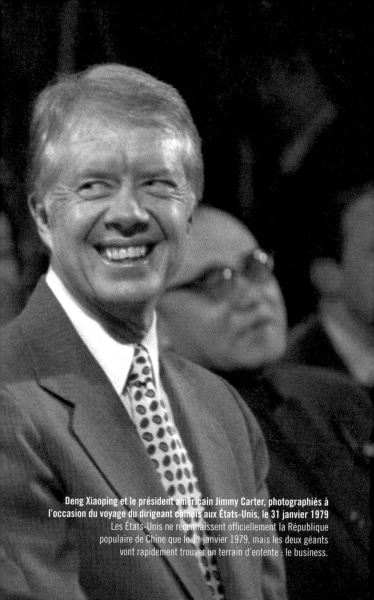

Deng Xiaoping et le président américain Jimmy Carter, photographiés à l'occasion du voyage du dirigeant chinois aux États-Unis, le 31 janvier 1979
Les États-Unis ne reconnaissent officiellement la République populaire de Chine que le 1ᵉʳ janvier 1979, mais les deux géants vont rapidement trouver un terrain d'entente : le business.

En 1979, voyant la libéralisation du régime amorcée, des manifestants réclament la cinquième modernisation : l'avènement de la démocratie. Ce premier **Printemps de Pékin** est violemment réprimé, faisant des milliers de victimes et provoquant des centaines d'arrestations, l'emprisonnement des **dissidents** ainsi que la persécution de leur famille.

Le dissident politique chinois Wei Jingsheng, lors de son procès (1979)
Wei Jingsheng (né en 1950), fils de membres du PCC et ancien garde rouge, est une figure célèbre du Printemps de Pékin. Le 29 mars 1979, il est arrêté pour avoir exigé la démocratie et critiqué le nouveau régime via un *dazibao* (texte écrit dans le but d'être affiché publiquement). Accusé d'avoir révélé des secrets d'État, il est condamné à quinze années de prison. Il n'en sortira qu'en 1997. Il vit actuellement aux États-Unis et continue à réclamer activement la démocratie en Chine.

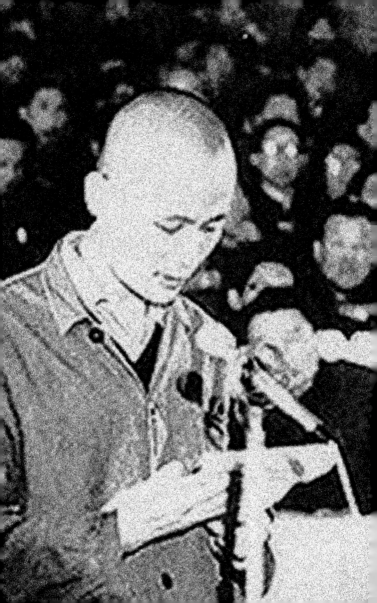

Grâce à sa main-d'œuvre nombreuse et bon marché, et à un taux de change très compétitif, la Chine devient progressivement l'« **usine du monde** ». Ses succès concernent d'abord les industries sans grande valeur ajoutée (industries textiles et objets manufacturés, notamment les **jouets**), mais le régime impose assez vite aux investisseurs étrangers le transfert de leurs technologies à la Chine.

Robot en plastique

Les jouets chinois ont mauvaise presse. Le pays est pourtant le premier producteur mondial depuis les années 1990. Mais, récemment, beaucoup d'incidents domestiques ont mis en cause ce type d'objets. En 2007, par exemple, de la peinture au plomb toxique a été retrouvée sur des jouets dans plusieurs pays. Ainsi, en 2008, la moitié des fabricants de jouets chinois ont mis la clé sous la porte.

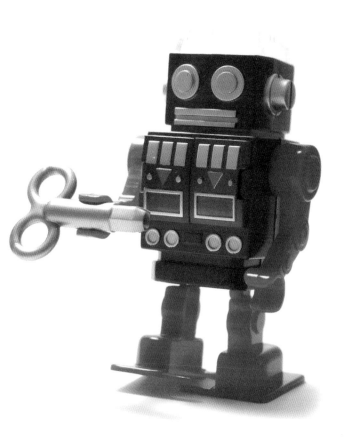

La même détermination accompagne la conduite de la politique **démographique**. En 1982, le recensement révèle une extraordinaire croissance de la population chinoise — depuis 1955, elle est passée de 550 millions à près d'un milliard. Deng Xiaoping relance la politique de l'**enfant unique**. Les couples d'ethnie Han ne peuvent avoir plus d'un enfant, sous peine de sanctions administratives (perte d'emploi, de droits sociaux et importante taxe à payer pour le deuxième enfant né).

Affiche de propagande promouvant la politique de l'enfant unique : « Mettez en œuvre la politique nationale en suivant les conseils du planning familial. » (1986)

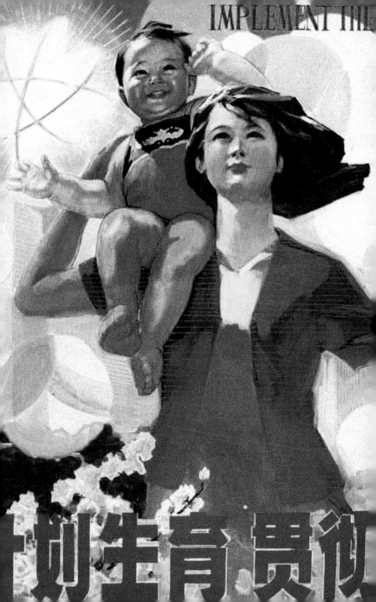

L'homme de Tian'anmen fait face aux chars (5 juin 1989)
Avec l'intervention de l'armée, ces manifestations
se transforment en massacres : plusieurs milliers de civils
sont tués. Le mystère reste d'ailleurs entier sur le sort réservé
à cet homme inconnu : personne ne sait ce qu'il est devenu.

En 1989, un vaste mouvement d'étudiants, d'intellectuels et d'ouvriers chinois qui dénoncent la corruption et demandent des réformes politiques et démocratiques s'étend à plusieurs grandes villes. La place **Tian'anmen**, à Pékin, est occupée.

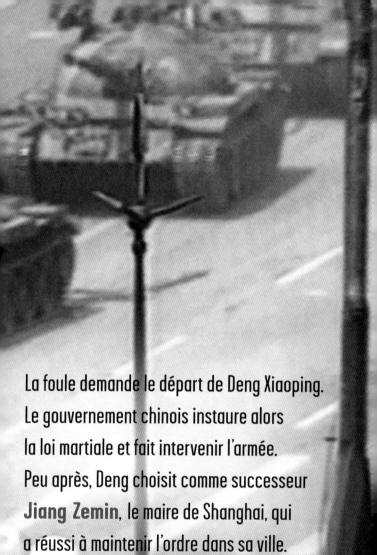

La foule demande le départ de Deng Xiaoping.
Le gouvernement chinois instaure alors
la loi martiale et fait intervenir l'armée.
Peu après, Deng choisit comme successeur
Jiang Zemin, le maire de Shanghai, qui
a réussi à maintenir l'ordre dans sa ville.

Le développement économique passe en effet **avant tout**.

Un moment entravée par l'isolement international qui a frappé la Chine après la répression des manifestations de Tian'anmen, la **croissance** est relancée de plus belle. Elle redevient l'une des plus rapides du monde : sa moyenne frôle les 10 % par an depuis 1978.

Ouvrières chinoises travaillant dans une usine de la firme américaine Seagate Technology, située à Wuxi, dans la province de Jiangsu (2008)
Grâce aux délocalisations en masse des usines occidentales en Chine, le pays voit sa croissance exploser. Il devient ainsi un acteur majeur de l'économie mondiale dès le début des années 1980.

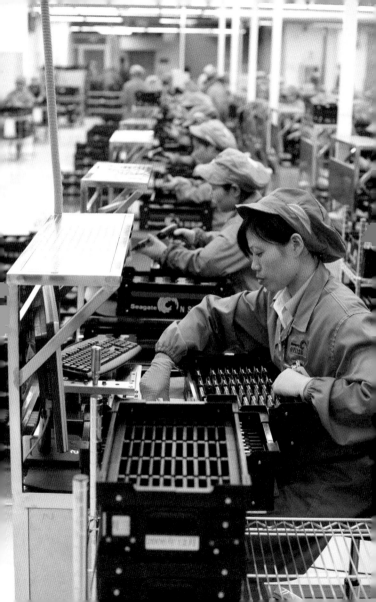

Le moment clé du retour de la Chine comme puissance économique mondiale est son adhésion, en décembre 2001, à l'Organisation mondiale du commerce (**OMC**), après quinze années de difficiles négociations.

En 2003, Jiang Zemin remet le pouvoir à un autre dirigeant également proche de Deng Xiaoping (et de ses conceptions du « socialisme de marché »), l'actuel président **Hu Jintao**.

Hu Jintao (né en 1942), le huitième président de la République populaire de Chine, photographié en mai 2002, lors d'un sommet sur la sécurité organisé au Pentagone, à Washington

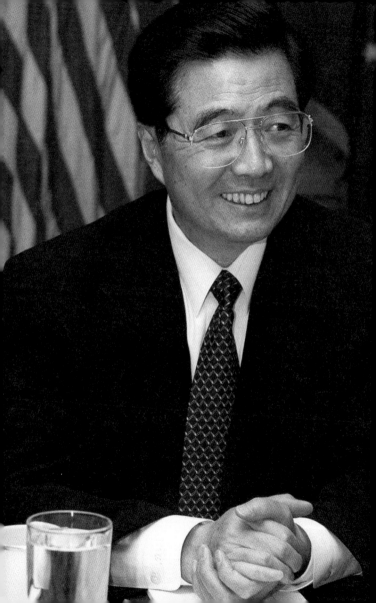

Aujourd'hui,

la Chine reste ancrée dans ce schéma, improbable, mais « fonctionnel », d'une révolution capitaliste pilotée autoritairement par un parti unique inamovible. Toutefois, par bien des côtés, elle paie un **prix élevé** son retour au statut de grande puissance mondiale.

« *Made in China* » (ou fabriqué en Chine), une petite phrase que l'on retrouve sur la plupart des produits manufacturés en Europe
La Chine exporte tout ce qui fait le quotidien des pays européens et américains. Il devient ainsi de plus en plus difficile de ne pas acheter chinois. En 2010, les exportations industrielles représentaient 1 506 milliards de dollars de recettes pour la Chine. Cette dernière et les pays occidentaux entretiennent donc des liens économiques forts et interdépendants.

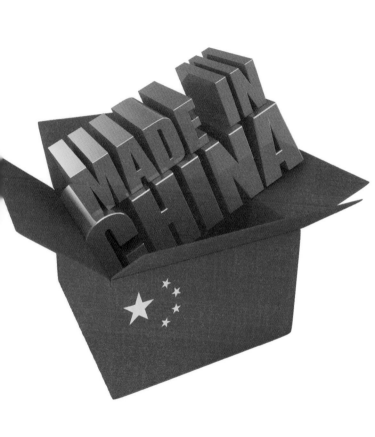

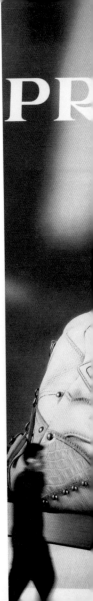

Le pays connaît, certes, une croissance sans précédent, mais les fruits de cette croissance sont très **mal répartis**. La Chine se développe en s'appuyant sur de grandes **inégalités**, un comble pour un régime qui se réclame du communisme.

Affiche publicitaire d'une marque de luxe dans les rues de Pékin (fin des années 2000)
Alors que la Chine est en pleine croissance économique, les inégalités entre les pauvres et les riches, et par conséquent entre les ruraux et les citadins, se creusent de plus en plus. Ainsi, pour beaucoup de Chinois, pouvoir s'acheter des produits de luxe (très souvent de marques européennes) est synonyme de réussite personnelle et professionnelle. Le capitalisme est donc plus qu'ancré dans la culture chinoise actuelle.

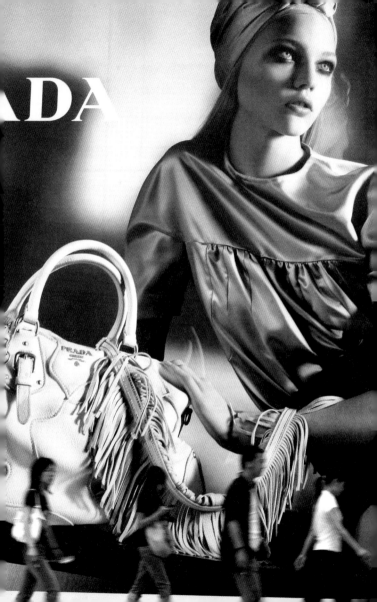

On peut parler de l'existence de « **trois Chine** », tant le développement économique exacerbe les **disparités régionales** entre Chine côtière, Chine de l'intérieur et Chine « périphérique ».

Littoral ▬

Intérieur ▬

Ouest ▬

Carte présentant les répartitions inégales de la population, de la richesse et des territoires

La Chine du littoral, ne représentant pourtant qu'une petite fraction du territoire, regroupe la moitié de la population et près des deux tiers de la richesse du pays. La Chine de l'intérieur est un peu plus peuplée et représente une superficie deux fois plus importante. Son poids économique n'est pas anodin, puisque près d'un tiers de la richesse du pays y est créé, mais la région ne bénéficie pas de la même croissance frénétique que celle des côtes. Enfin, la Chine de l'Ouest, la plus grande partie du pays, est principalement constituée de zones inhospitalières (déserts, chaînes montagneuses…) et regroupe difficilement 11 % de la population. Sa participation au PIB national est quasiment anecdotique. Cette région est, en revanche, un foyer pour les minorités ethniques (Tibétains, Ouïgours…) et religieuses (musulmans…), et une source de tension permanente.

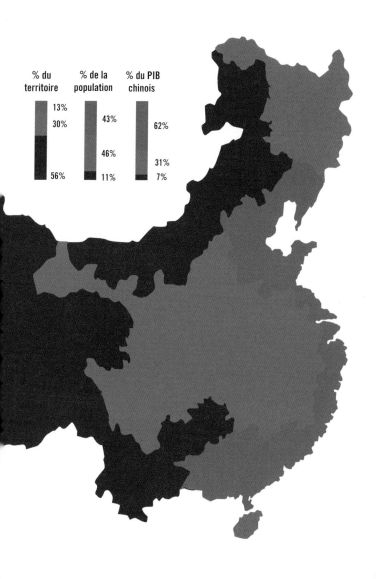

% du
territoire

13%
30%

56%

% de la
population

43%

46%
11%

% du PIB
chinois

62%

31%
7%

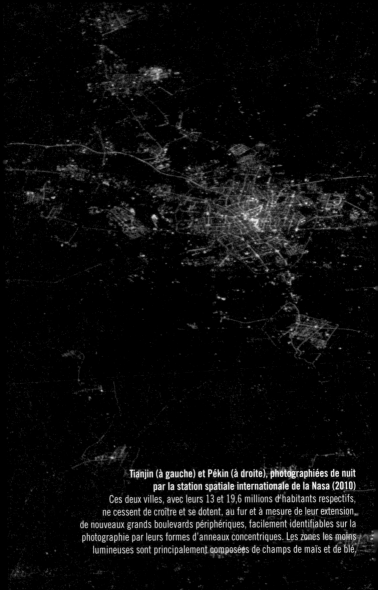

**Tianjin (à gauche) et Pékin (à droite), photographiées de nuit
par la station spatiale internationale de la Nasa (2010)**
Ces deux villes, avec leurs 13 et 19,6 millions d'habitants respectifs,
ne cessent de croître et se dotent, au fur et à mesure de leur extension,
de nouveaux grands boulevards périphériques, facilement identifiables sur la
photographie par leurs formes d'anneaux concentriques. Les zones les moins
lumineuses sont principalement composées de champs de maïs et de blé,

À l'est du pays, la Chine du littoral accapare la majeure partie des dividendes de l'ouverture à l'étranger, avec 62 % du PIB pour seulement 13 % de la superficie. C'est là que l'on trouve la majorité des Han et les grandes villes modernes, dont la capitale, Pékin.

Avec 18 millions d'habitants (2010), **Pékin** (ou Beijing, la « capitale du Nord ») est la deuxième ville la plus peuplée de Chine. Elle a été choisie pour organiser les **jeux Olympiques d'été de 2008.**

L'événement fut un grand rassemblement patriotique qui permit d'asseoir davantage la place de la Chine dans le monde.

Logo des jeux Olympiques d'été de 2008 qui se sont déroulés à Pékin, en août
Choisis par le Comité international olympique (CIO) dès 2001, la ville de Pékin et le gouvernement chinois n'ont pas lésiné pour être à la hauteur de l'événement. Les constructions monumentales, à l'image du stade national de Pékin, se sont multipliées au cours des sept années de préparation. D'autres cités chinoises, telles que Shanghai, ont également accueilli des épreuves olympiques et ont donc bénéficié de nouvelles infrastructures. Au total, plus de 34 milliards d'euros ont été dépensés par l'État chinois pour faire face à cette manifestation : ce sont les Jeux les plus chers de l'histoire des JO… pour l'instant.

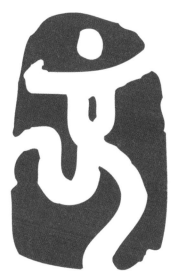

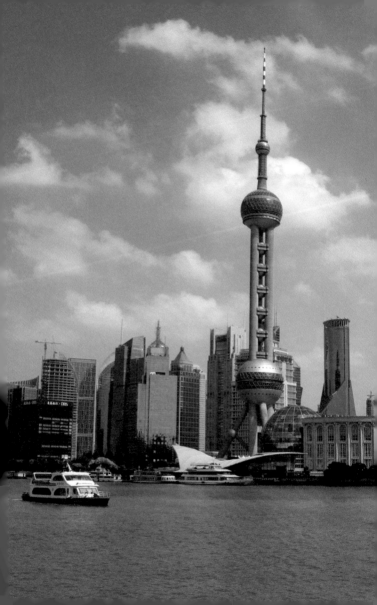

Shanghai, la ville la plus peuplée
du pays, est la capitale économique.
Elle est devenue le premier port du monde
et l'une des mégapoles les plus attractives
aux côtés de New York, Londres ou Paris.

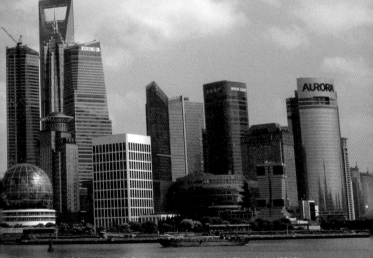

Les gratte-ciel du quartier de Pudong, le « Manhattan de Shanghai » (2010)
Avec plus de 23 millions d'habitants, Shanghai retrouve le dynamisme et le faste
qui avaient fait sa renommée internationale dans les années 1920 et 1930
(elle était alors appelée la « perle de l'Orient »). En 2010, elle a accueilli l'Exposition
universelle, devenant, pour un temps, le centre de l'attention du monde entier.

La Chine du littoral est aussi celle où l'**occidentalisation** de la population est en marche accélérée.

En 2011, on y compte 271 milliardaires en dollars. À la même date, le nombre de Chinois dont la fortune excède 10 millions de yuans (près d'un million d'euros) s'élève à 960 000. La Chine est aujourd'hui le deuxième marché mondial de l'industrie du **luxe**.

Le mannequin Liu Wen fait la couverture de l'édition chinoise du magazine de mode *Vogue* (février 2011)

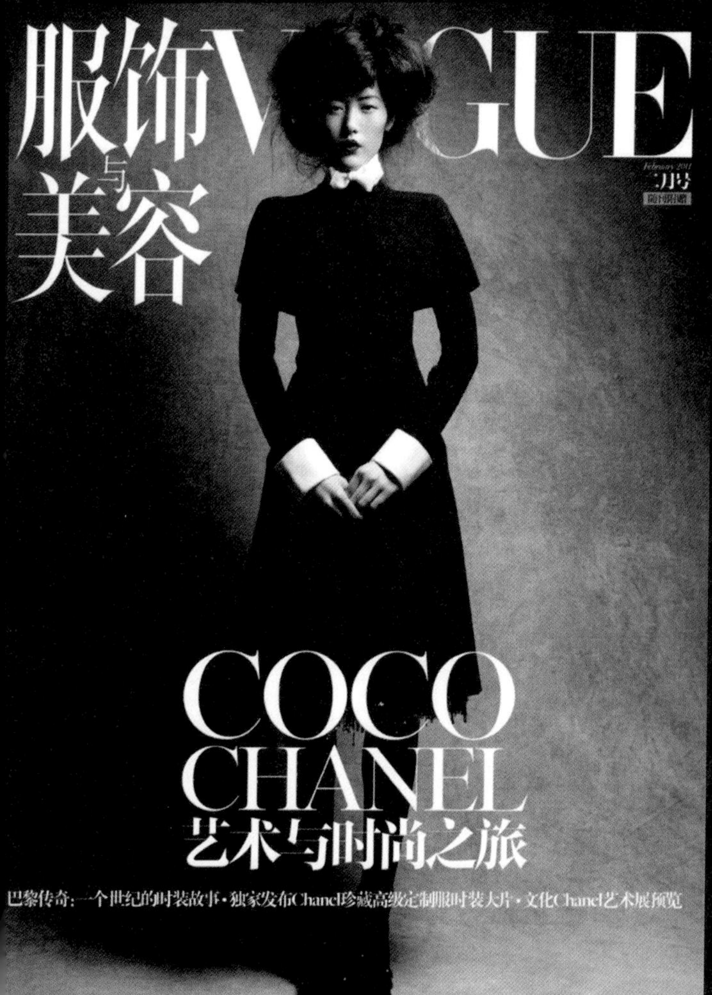

服饰**VOGUE**

与
美容

February 2011
二月号
随刊附赠

COCO
CHANEL
艺术与时尚之旅

巴黎传奇：一个世纪的时装故事·独家发布Chanel珍藏高级定制时装大片·文化Chanel艺术展预览

La **Chine de l'intérieur** comprend les autres territoires de la Chine historique et du Nord-Est. Ils correspondent à 30 % de la surface du pays. Son ouverture économique et son volume de production sont largement en retard.

Début de soirée animé dans les rues de Datong, une ville située dans la province du Shanxi (août 2006)
Avec un peu moins de 1 500 000 habitants, la préfecture de Datong est au cœur d'une région qui vit principalement de l'exploitation minière du charbon. Le PIB par habitant et par an est d'environ 1 700 dollars, ce qui le place donc légèrement en dessous de la moyenne nationale (1 800 dollars). En le comparant à celui de Shanghai, qui se situe aux alentours de 8 000 dollars par habitant, on peut se rendre compte des grandes disparités économiques qui caractérisent la Chine d'aujourd'hui.

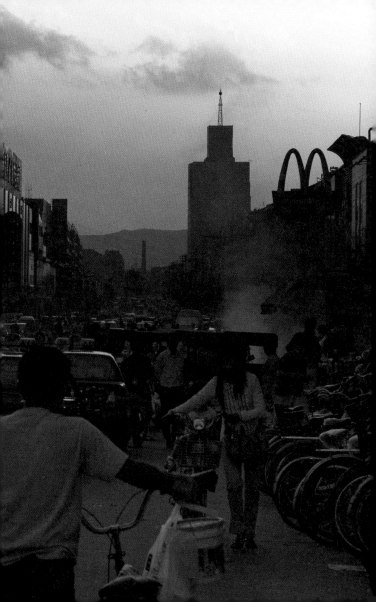

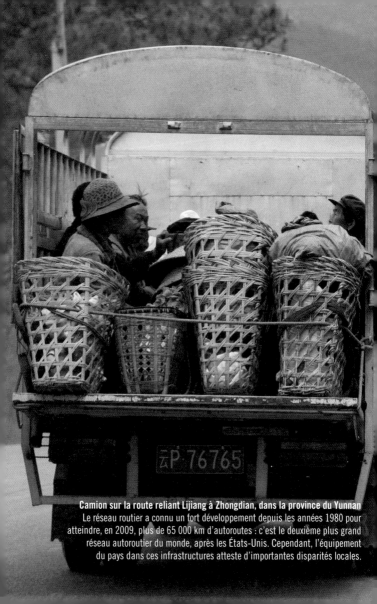

広A P 76765

Camion sur la route reliant Lijiang à Zhongdian, dans la province du Yunnan
Le réseau routier a connu un fort développement depuis les années 1980 pour atteindre, en 2009, plus de 65 000 km d'autoroutes : c'est le deuxième plus grand réseau autoroutier du monde, après les États-Unis. Cependant, l'équipement du pays dans ces infrastructures atteste d'importantes disparités locales.

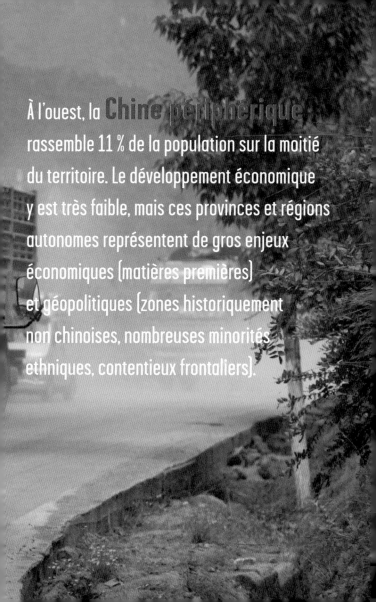

À l'ouest, la **Chine périphérique** rassemble 11 % de la population sur la moitié du territoire. Le développement économique y est très faible, mais ces provinces et régions autonomes représentent de gros enjeux économiques (matières premières) et géopolitiques (zones historiquement non chinoises, nombreuses minorités ethniques, contentieux frontaliers).

L'agriculture, qui occupe la majeure partie de la population active (35 %), reste un secteur fondamental de l'économie chinoise. Sa mécanisation accentue l'**exode rural** et vide les campagnes.

Les ***mingong*** (travailleurs migrants) partent en ville dans l'espoir d'une vie meilleure, mais la plupart habitent dans des bidonvilles et ont du mal à trouver un emploi stable.

Mingong de 16 ans sur un chantier à Pékin
Les travailleurs migrants sont très souvent exploités. De plus, le fait de ne pas avoir de carte de résident (donnant accès aux habitants d'un même lieu aux services publics locaux) les rend clandestins dans leur propre pays. On estime que 175 à 250 millions de *mingong* ont quitté leur foyer pour travailler en ville.

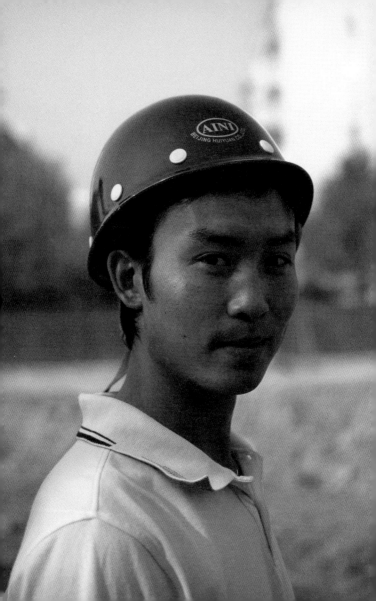

L'« usine du monde » paie le **prix fort**
de son industrialisation à marche forcée
et de son miracle économique.
La Chine a en effet de multiples problèmes
à résoudre, notamment sur les plans
démographique, social, politique
et **environnemental**.

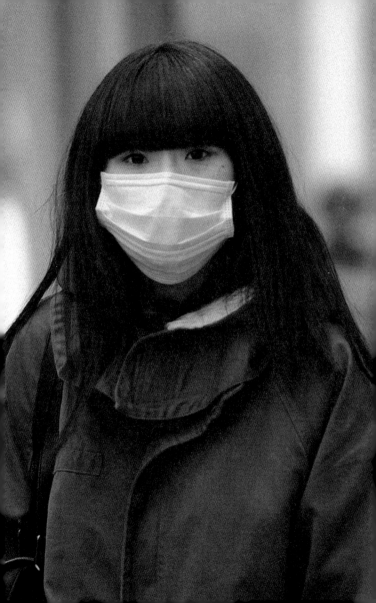

Partout, l'utilisation massive de charbon pour la production d'électricité est une source de pollution inquiétante. De nombreuses villes, dont Pékin, sont très souvent couvertes de brouillard. On estime que 16 des 20 villes du globe où l'air est le plus vicié sont chinoises.

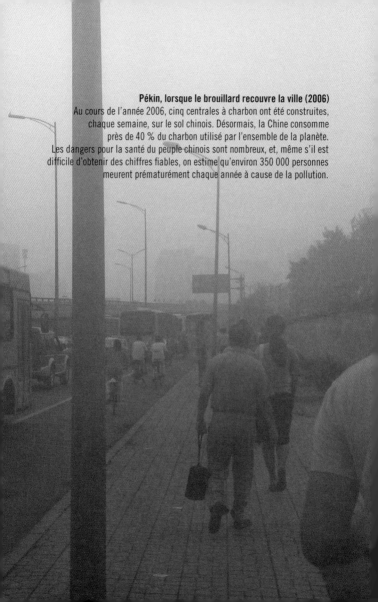

Pékin, lorsque le brouillard recouvre la ville (2006)
Au cours de l'année 2006, cinq centrales à charbon ont été construites,
chaque semaine, sur le sol chinois. Désormais, la Chine consomme
près de 40 % du charbon utilisé par l'ensemble de la planète.
Les dangers pour la santé du peuple chinois sont nombreux, et, même s'il est
difficile d'obtenir des chiffres fiables, on estime qu'environ 350 000 personnes
meurent prématurément chaque année à cause de la pollution.

La Chine doit également faire face à une **crise de l'eau** parmi les plus sérieuses et urgentes au monde. Partout, excepté au Tibet, l'eau est non seulement de plus en plus **polluée**, mais aussi de plus en plus **rare**. La Chine ne se contente pas de pomper sans limites ses rivières et ses nappes phréatiques : elle pollue de manière si irréversible que la Banque mondiale évoque des « conséquences dramatiques pour les générations futures ».

Eau polluée dans la province de l'Anhui, dans l'est du pays
La situation est alarmante : de nombreux experts s'accordent à dire que les eaux chinoises sont tellement polluées que la faune aquatique est en danger (des espèces animales disparaissent ainsi peu à peu, tel le dauphin de Chine). Mais cela concerne également les hommes : l'eau potable pourrait très rapidement se raréfier, si rien n'est fait par les autorités chinoises.

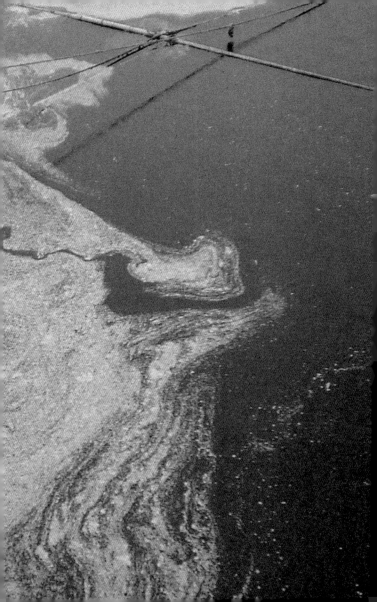

Depuis 1977, la loi de l'**enfant unique** aurait permis d'éviter 300 à 400 millions de naissances. Selon le régime, « l'objectif d'assurer au peuple chinois une vie relativement confortable » n'aurait pu être réalisé autrement. Mais, avec un ratio de 118 garçons pour 100 filles, la population connaît aujourd'hui un inquiétant **déséquilibre**. En 2020, il y aura 30 millions d'hommes de plus que de femmes...

Famille chinoise présentant une structure 4-2-1 classique : 4 grands-parents, 2 parents enfants uniques et un enfant unique (2010) La politique de l'enfant unique provoque des comportements sociaux nouveaux en Chine : les enfants subissant une pression familiale intense, certains deviennent de véritables enfants rois auxquels rien n'est refusé, tandis que d'autres craquent sous le poids des attentes de leurs parents. Le problème de l'obésité a d'ailleurs fait une entrée fracassante dans la société chinoise.

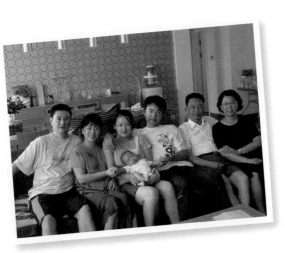

Autre source de souci potentiel pour la Chine :
l'absence d'évolution démocratique.

Le premier Chinois à se voir attribuer un prix
Nobel pour ses « efforts durables et non
violents en faveur des droits de l'homme en
Chine » est un dissident, **Liu Xiaobo**, placé

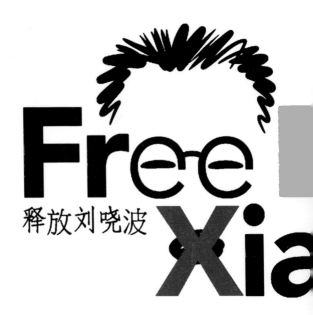

en détention depuis 2008. L'autre prix Nobel « chinois » est le leader religieux et politique tibétain en exil, le 14ᵉ **dalaï-lama**. L'émergence d'une conscience citoyenne et politique, voire protestataire, est encouragée aujourd'hui par **Internet**.

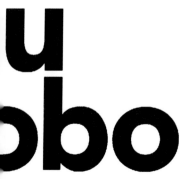

Logo de l'association *Reporters sans frontières* réclamant la libération de l'opposant politique chinois Liu Xiaobo Condamné en 2009 à 11 ans de prison pour subversion, après avoir rédigé la Charte 08 (texte demandant des réformes démocratiques), Liu Xiaobo (né en 1955) est l'un des nombreux opposants au régime communiste détenus en Chine.

Aujourd'hui, la Chine compte plus d'un demi-milliard d'internautes, dont 340 millions ont accès à la Toile avec leur téléphone portable. Même si **Internet** est encore largement censuré, il est légitime de penser que le régime autoritaire chinois ne pourra résister très longtemps à l'énorme pouvoir d'**information** du réseau mondial.

Webcafé bondé dans le centre de Pékin
Malgré une très forte censure (rendue possible par la coopération des grands moteurs de recherche étrangers), les Chinois utilisent en masse ce nouveau mode de communication. De plus en plus contournée par les jeunes grâce à des systèmes informatiques extérieurs à la Chine, la censure demeure malgré tout un frein à l'émancipation démocratique du peuple chinois.

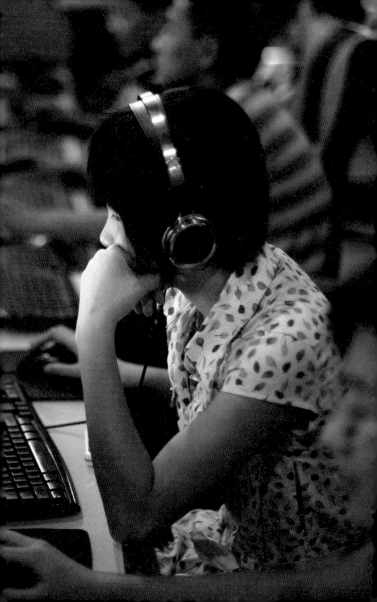

Sous peu, la Chine va devenir la **première puissance** économique mondiale.
Premier importateur de matières premières, elle investit largement à l'étranger.
Elle achète des terres et s'implante en Afrique et en Amérique du Sud. Elle y développe de nouveaux marchés pour répondre à ses besoins croissants.
Elle raffermit également ses liens avec la diaspora des communautés chinoises à travers le monde (environ 35 millions de Chinois vivent à l'étranger). En Asie, la richesse produite par la diaspora chinoise est souvent écrasante dans les PIB nationaux (Indonésie, Malaisie ou Thaïlande).

Son énorme moteur économique place le reste du monde dans une sorte de « **sino-dépendance** » dangereuse. Ses forts excédents commerciaux lui ont permis de se constituer des réserves de change atteignant environ 3 000 milliards de dollars en 2011. Elles donnent au pays une puissance financière **considérable**.

C'est dire si sa situation intérieure ne peut plus être considérée comme isolée du reste du monde. C'est bien notre **avenir** qui se joue en Chine, sur les plans économique, écologique et, donc, politique. Appelée à jouer un rôle éminent dans la mondialisation, la Chine est bien redevenue le « **pays du milieu** ».

Pour en savoir plus

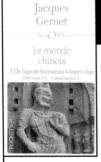

Le Monde chinois
JACQUES GERNET   ESSAI

Paru pour la première fois en 1972, *Le Monde chinois* est sûrement l'ouvrage sur la Chine qui a été le plus lu et le plus traduit au monde. Référence internationale, il retrace l'évolution de la civilisation chinoise de l'âge du bronze jusqu'aux années 1990. Trois millénaires d'histoire en 600 pages pour comprendre la Chine d'aujourd'hui dans toute sa dimension.

Éditeur : Pocket - 3 tomes

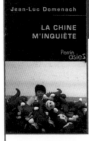

La Chine m'inquiète
JEAN-LUC DOMENACH   ESSAI

Alors que Pékin accueillait en 2008 les jeux Olympiques et se retrouvait au premier rang de la scène mondiale, le sinologue Jean-Luc Domenach décrit le pays comme un « grand adolescent », un État en pleine croissance, certes, mais encore fragile. Il étudie les failles du système et de la société chinoise et trace les grandes lignes de la place que la nouvelle puissance économique, militaire et politique doit trouver dans le monde. Une étude complète de la Chine contemporaine et des scénarios qui pourraient accompagner son futur.

Éditeur : Perrin

La Philosophie du porc
LIU XIAOBO

ESSAI

Le sinologue français Jean-Philippe Béja choisit, traduit et présente ici un certain nombre de textes de Liu Xiaobo, l'un des plus célèbres opposants chinois depuis son prix Nobel de la paix. La seule compilation des travaux de cet universitaire venu à la dissidence lors des évènements de la place Tian'anmen de 1989, et qui n'a cessé depuis d'appeler à la démocratisation du régime chinois et au respect des droits humains dans son pays, avant d'être condamné en 2009 à onze ans de prison.

Éditeur : Gallimard / Bleu de Chine

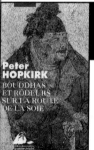

Bouddhas et rôdeurs sur la route de la Soie
PETER HOPKIRK

ROMAN

Qui étaient ces archéologues qui se ruèrent en Asie centrale à la recherche de cités perdues, de trésors ensevelis, de bibliothèques oubliées dans le désert de Taklamakan ? Voici le roman vrai de ces découvertes archéologiques et de ces exploits. Ce récit aussi drôle qu'instructif dépeint l'un des moments les plus importants de l'histoire de l'art et entraîne le lecteur sur les anciennes routes de la Soie.

Éditeur : Picquier Poche

Pour en savoir plus

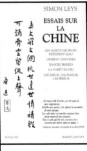

Essais sur la Chine
SIMON LEYS   ESSAI

Dans son premier témoignage *Les Habits neufs du président Mao* (1971), l'écrivain, essayiste, critique littéraire, traducteur et sinologue belge Pierre Ryckman fut le premier occidental à critiquer la Révolution culturelle. Il publia ses témoignages et analyses sous le nom de Simon Leys, tant il fut détesté par l'intelligentsia française pour avoir dénoncé les horreurs du maoïsme. Ses essais ont été réédités en 1998, avec divers autres essais et articles signés Simon Leys, en un seul volume, sous le titre *Essais sur la Chine*.

Éditeur : Robert Laffont / Bouquins

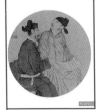

Histoire de la pensée chinoise
ANNE CHENG   ESSAI

La Chine a vu naître des pensées originales, à l'instar du confucianisme, du taoïsme ou du bouddhisme, pour ensuite engager, à l'ère moderne, un dialogue avec l'Occident. L'auteur retrace dans ce livre l'évolution de la pensée chinoise depuis la dynastie des Shang jusqu'au mouvement du 4 mai 1919, qui marque la rupture avec le passé. Une synthèse magistrale de cette pensée philosophique.

Éditeur : Points / Essais

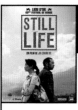

Still Life
JIA ZHANGKE
FILM

Dans une ville en amont du barrage des Trois-Gorges, le cinéaste Jia Zhangke a tourné *Still Life*. Ce film mêlant fiction et documentaire fait le portrait, comme une nature morte, des villes vouées à la destruction et des travailleurs migrants aux corps usés et aux vies dénuées de sens. Une peinture de la Chine du début de notre siècle, entre destruction et vide, où les sentiments humains tentent de se faire une place. Rare et puissant, ce film a été récompensé par le Lion d'Or au festival de Venise 2006.

DVD : Warner Home Vidéo

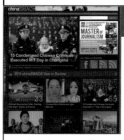

chinaSMACK
SITE WEB

chinaSMACK recense quotidiennement les contenus d'Internet en Chine et les traduit en anglais. Ceux-ci connaissent un succès croissant auprès du public et révèlent l'émergence de la société des « netizens » — citoyens d'Internet et des réseaux sociaux — dont le site publie une partie des commentaires. Lancé en 2008, il attire plus de 1,1 million de visiteurs tous les mois. Une fenêtre unique sur la Chine contemporaine.

(Certaines images peuvent choquer.)

www.chinasmack.com

Crédits photographiques

Les crédits ci-dessous sont classés par ordre d'apparition des visuels dans l'ouvrage. Malgré toute l'attention portée à cet index, des erreurs ont pu se glisser. Malgré nos démarches, nous n'avons pu retrouver l'origine de certaines iconographies. Leurs auteurs ou éventuels ayants droit peuvent prendre contact avec l'agence MediaSarbacane.